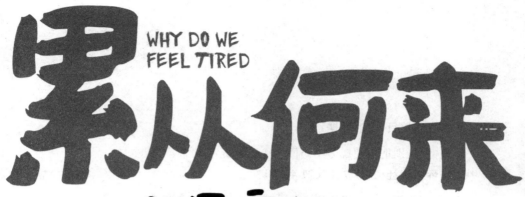

累从何来

WHY DO WE FEEL TIRED

别把心理疲劳
不当回事

晓光 / 著

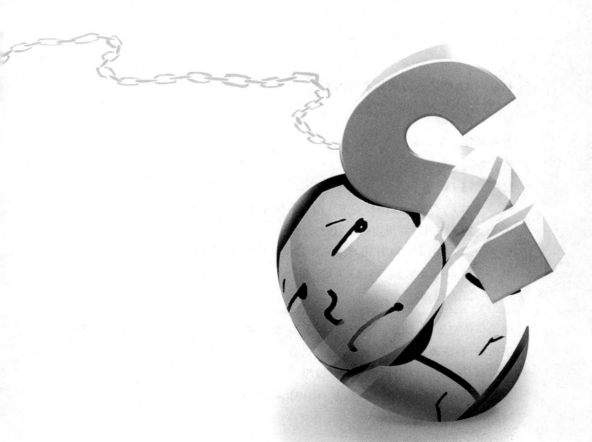

中国华侨出版社

图书在版编目(CIP)数据

累从何来:别把心理疲劳不当回事 / 晓光著.—北京:
中国华侨出版社,2014.7(2021.4重印)

ISBN 978-7-5113-4725-1

Ⅰ.①累… Ⅱ.①晓… Ⅲ.①心理保健–通俗读物
Ⅳ.①R161.1–49

中国版本图书馆 CIP 数据核字(2014)第116480 号

累从何来:别把心理疲劳不当回事

著　　者 / 晓　光
责任编辑 / 文　筝
责任校对 / 高晓华
经　　销 / 新华书店
开　　本 / 787 毫米×1092 毫米　1/16　印张/17　字数/244 千字
印　　刷 / 三河市嵩川印刷有限公司
版　　次 / 2014年11月第1版　2021年4月第2次印刷
书　　号 / ISBN 978-7-5113-4725-1
定　　价 / 48.00 元

中国华侨出版社　北京市朝阳区静安里 26 号通成达大厦 3 层　邮编:100028
法律顾问:陈鹰律师事务所
编辑部:(010)64443056　　64443979
发行部:(010)64443051　　传真:(010)64439708
网址:www.oveaschin.com
E-mail:oveaschin@sina.com

前言

　　世界卫生组织一项全球性调查表明，真正健康的人仅占 5%，患有疾病的人占 20%，而 75%的人是处于亚健康状态。据报道，在全国各大医院疲劳门诊就诊的患者年龄大多在 20 至 40 岁，以 30 岁左右的青年多见。这些患者大多是受过高等教育的知识分子，有成功商人、企业老板，也不乏青年学生。究其原因，多与生活节奏快、生活不规律、工作学习压力大、长期抑郁等有关。有些人是因为缺乏自我保健知识，患感染以后没能及时休息，最后形成所谓的"积劳成疾"。

　　我们也时常可以听到同事或者朋友念叨，说最近总是感觉很疲劳，腰酸背痛，注意力不集中，晚上多梦、白天犯困，即使调整了作息时间，注意饮食，但疲劳感却怎么也摆脱不掉。其实这种持续性的疲劳就是身体发出的某种预警：你"积劳成疾"，健康出问题了！

　　生活中，每个人都有过疲劳的感觉，但大多数人都不会把这当回事儿，认为休息一下就会好。由于竞争日益激烈，生活与工作节奏加快、紧张度增强，特别是脑力劳动者，紧张程度和所遭到的影响更为明显。因此，千万别忽视疲劳的感觉。有关实验研究表明，长期处于过度疲劳状态，大脑功能会逐渐衰退，这无疑是在追逐死神。

还有，很多时候我们之所以感到累，更多的是因为不能在工作中找到乐趣和价值感，或者在生活中无法找到幸福和快乐，在心理上将其当作沉重的包袱，背负着这个包袱才感到格外地累。此外，很多人在工作和生活中总是重复着单调的活动，缺少变化，如此一来，也必然会导致心理上的疲劳。

那么，如何才能消除心理上的疲劳，使我们的心情轻松下来，感受愉悦与美好呢？

翻开本书，它会带你认清自己的疲劳之态，找到造成你身心疲倦的原因，分析这种状态带来的后果，并且在此基础上为你提供最实用、最贴心的药方，帮助你一步步走出自己内心的疲劳状态，找回工作的激情、家庭的和睦、心灵的宁静以及生活的幸福。

目录
CONTENTS

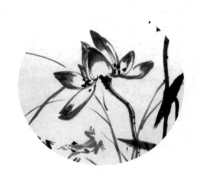

第一章／疲劳之态

一个『累』字伴左右

身处现代都市，每天面对着高压力的工作、快节奏的生活，人就像掉入一个漩涡之中，随着社会的快速运转而晕头转向。"累"不知不觉已成为了每个人生活中的常态。厌倦、焦虑、迷茫、偏执等负面情绪笼罩着我们的生活。想要改善这种状态，首先要找出我们的症状所在。看看这些身心疾患的隐忧，是否已经悄然潜伏在我们身上了。

对周围的一切除了厌倦，还是厌倦

心理学家指出："健康的杀手不是生活节奏快，而是厌倦情绪。把人搞得不愉快乃至病倒的，是那种一切都毫无意义的感觉。"

在经济高速发展、生活水平不断提高的现代社会，很多昔日的烦恼也随着生活的改变而消失了。人们不再为了生存而艰难地挣扎，不再为了下锅的米、避雨的屋檐而焦虑不安。身体没那么累了，心却累起来了。人们开始追求生活的品质，房子、车子、名牌、娱乐，然而无论是住进了多大的房子，开上了多昂贵的车子，拥有了多少世界名牌，在多少娱乐场合出入，却似乎总有一种隐藏在内心深处的情绪很难摆脱。

这种情绪让我们在得到的同时就开始失落，让我们对于自己辛苦奋斗来的一切美好视而不见，让我们和心目中的梦想、幸福、快乐越来越远。

这种情绪就是：厌倦。

你是否也常常遇到这样的情况，工作一天之后终于回到自己精心装修、布置舒适的家，却对昔日费尽心思创造出的温馨视而不见？或是晚上和爱人一起坐在饭桌上吃饭时，除了对电视中并不感兴趣的节目投去几眼漫不经心的目光外，连话都懒得说？再或是终于盼到周末孩子缠着你去公园时你却只想倒头睡觉？这样的情况听起来让人悲伤，然而更让人悲伤的是这样的情况在如今的社会已成为很多人生活中的常态。

为什么在当下这个明明有了更多物质、更多选择、更多可能性的环境下，这样的厌倦心态反而越来越普遍呢?

第一个原因是:不能坦然接受自己的选择。

厌倦,表面上看只是对于周遭环境的排斥,但深入分析,就会发现这种心态包含着另外两种更深层次的情绪:对于过去曾作出选择的不满和对于另外一种生活的盲目渴望。

每个人或多或少都是贪心的,鱼也想要,熊掌也想要,然而无论得到其中那一样,都很快对它感到厌倦,却想去追求当初深思熟虑才决定放弃的。

李乐是上海一家外企的高级管理人员。进入外企、成为高管曾经是他上大学时梦寐以求的生活,但是最近他发现自己是越来越厌倦自己的工作了。因为他觉得自己再也承受不了巨大的工作责任与压力了。尤其是外企的工作涉及外联,由于时差关系,他常常半夜被电话吵醒叫去公司加班,这让他的身体长期处在劳累的状态中,对于身边的一切都感到非常厌倦。

前年除夕,他刚刚坐上回家乡的飞机,还没来得及关手机,就收到了公司打来的电话。在电话中,上司要求李乐在整个春节期间手机保持 24 小时开机,并且随时要保证身边有电脑可以上网。这个春节假期对于李乐来说就是一场灾难,电话日夜响个没完,甚至,他接了一个朋友的拜年电话不过聊了十分钟,随后就被上司责备他手机打不通。

这次的假期成了他长久厌倦情绪爆发的导火索。李乐无论如何也不愿意再回到那家公司上班了,于是辞掉了工作,在家乡找了一个清闲的岗位。

李乐刚开始非常享受自己的新工作,他坐在办公室里有大把的时间看书、上网、聊天、玩游戏……可是仅仅三个月过去,李乐就又开始感觉到厌倦了,他一进办公室就开始犯愁,这一天漫长的八个小时怎么打发,书也没什么心情看，聊天也索然无味，上网除了一遍遍刷新网页也不知道还有什么事情可做。

就这样，李乐觉得现在的工作实在太让人厌倦了，他很希望能回到上海的外企中，回到曾经那种忙碌的工作状态中。

假如李乐真的回去做之前的工作，他就会快乐了吗？恐怕不会，在最初的激情过去之后，剩下的恐怕也是只有厌倦。李乐的厌倦情绪让他一方面不满于自己转业的选择，一方面向往着另一种不同于如今的生活。而这两种情绪，又加重了他对于身边一切的厌倦感。

李乐的问题在于不能坦然面对自己所选择的生活，任何东西一旦拥有了就不愿再珍惜它，总是"吃着碗里的，瞧着锅里的"。其实，只要能够调整一下心态，以接受的态度来面对自己周围的一切，那么这种厌倦情绪就能得到极大的改善，生活也就会愉快很多。

第二个原因是：对生活缺乏应有的激情

恩格斯曾经说过，现代的命运，取决于青年人崇高而奔放的激情。然而如今快节奏、高压力的生活却仿佛在不断榨取着我们的精力和激情，当我们在人满为患的地铁里站了整整一个小时之后，哪里还有心情去听一听卖唱歌手的歌声；当我们被如山的公文压得直不起腰来的时候，哪里还有余裕去抬头欣赏一下蓝天？

然而正因为激情难得，才使得它更加可贵。那些葆有激情的人才能不带丝毫厌倦情绪地开始一天的生活，投入一天的工作，并怀着乐观和感激的心态审视这个世界；而缺乏激情的人只能沉溺在厌倦的情绪中，既无法享受生活的乐趣，也无法取得事业的成功。

有人曾问爱迪生："成功的第一要素是什么呢？"爱迪生如此这样回答："能够将你身体与心智的能量锲而不舍地运用在同一个问题上而不会厌倦的能力。"

针对以上这两种厌倦情绪产生的原因，你可以结合自己的实际情况想一下，自己的厌倦情绪到底来自哪里。只有找到了厌倦情绪的来源，我们才能够去正视它，然后才能用积极的方法去调节，从而减轻或消除厌倦情绪，让自己获得快乐。

百无聊赖，对什么都提不起兴趣

德国人布洛赫在《死亡研究之旅》中说："人们会避开最后的恐惧吗？其实这根本谈不上恐惧。如果一个健全的人临终绝望，有时竟会产生完全不同的感觉。恐惧一变而为罕见的好奇，换句话说，以知道死亡对自身的作用为乐事。因为死亡本身是一场固有的巨大变革，它会令人产生激情。上述好奇之心把徐徐落下的一幕，一变而为慢慢开启的幕布。"

这段话听起来晦涩难懂，但其实就是在表达一个道理：只要你懂得活着的意义，死亡也就同样拥有意义，那么，死亡就不可怕。《士兵突击》里有一句话："好好活着就是做有意义的事，做有意义的事就是好好活着。"

可是现在的人好像越来越弄不懂活着的意义了。

身心的疲劳让我们对身处的一成不变的环境感到厌倦。而当有机会可以让我们跳出日复一日的劳役，感受新鲜的空气和美景时，我们却又常常提不起精神来而宁愿拒绝。

你是否也常常有这样的情形：公文已经摊在桌上很长时间了，却总是不愿意去看它；看到别人去远方旅游非常羡慕，可是自己有假期时却提不起兴致计划一下；早就收藏下来的菜谱一次也没有做过，早就觉得应该锻炼却迟迟不肯迈出第一步……

百无聊赖，缺乏行动力，对一切都浑浑噩噩、毫无兴致，这也是如今人们的通病所在。

这两年流行一个热词"拖延症"，指的是将要做的事或者任务推迟到稍后时间的行为。拖延症者通常会对开始或完成任何任务或决定感到焦虑，而将延宕作为应付焦虑的一种机制。

而现在很多时候，不知道是不是已经习惯于一拖再拖，即使是对那些带给我们快乐的事情，我们也总是拖着，提不起精神来着手去做。而就在这百无聊赖的一拖再拖之中，我们的快乐、成功、幸福都被拖延到了遥遥无期的未来。

前不久，美国一名叫博朗尼·迈尔的临终关怀护士根据自己照顾病患的经历写了一篇名为"临终前你会后悔的事"的文章。这篇文章在国内外都引起了极大的反响，点醒了很多人。文中总结了生命走到尽头时人们最后悔的5件事情。

第一，"希望当初我拿出行动去过自己真正想要的生活。"

第二，"希望当初我能更加珍惜时间，不要错过了关注孩子成长的乐趣，错过了爱人温暖的陪伴。"

第三，"希望当初能有勇气表达我的感受，而不是长期压抑愤怒与消极情绪。"

第四，"希望当初我能和朋友保持联系，而没有因忙碌的生活忽略了曾经闪亮的友情。"

第五，"希望当初我能让自己活得开心点，而不是习惯了掩饰，在人前堆起笑脸。"

可以看出，人们临终前最后悔的一件事就是对于去过自己想要的生活缺乏行动力。而如今，我们一方面对身边的一切感到厌倦，另一方面却宁愿百无聊赖、浑浑噩噩也不能打起精神去追求我们真正想要的生活，那么，我们这一生留给自己的，除了后悔，还能有什么别的结局呢？

没有人希望自己一直处在这种被动、消极的情绪里，但很多时候似乎不由自主地就采取了这样的态度，那么，为什么会这样呢？

造成这种浑浑噩噩、提不起精神的原因主要有四方面：

1.长期的压力和疲倦

适度的压力可以激发一个人的潜力，然而长期的压力和疲倦则会让人丧失激情和斗志，从而对一切事情丧失兴趣。

2.过于安逸

和第一条正好相反，太过安逸的环境让人很难重新投入到积极的行动中去，造成"生于忧患，死于安乐"的结果。

3.缺乏自信

如果之前有过主动行为却受到了挫折，那么，很可能会在心中留下不快的印象，这种印象会在面对需要主动做出事情时给心里以消极的暗示，使得人很难有积极的态度去应对。

4.外部环境

人是群居动物，也就意味着人很容易受到周遭环境的影响。如果身边的人大多是积极的、充满活力的，那么身处其中也很容易变得积极起来；但如果身边的环境就是一个死气沉沉、百无聊赖的环境，那么也很容易被这种情绪所感染。

造成百无聊赖的负面情绪的原因也可能是几个方面共同作用的结果。我们想要改变这种负面情绪，就要先从多方面去寻找其根源，然后适时地用有效的方法努力去调整，这样才可以从根源上缓解压力。

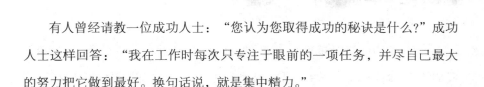

集中精力，就像是上辈子的事

有人曾经请教一位成功人士："您认为您取得成功的秘诀是什么？"成功人士这样回答："我在工作时每次只专注于眼前的一项任务，并尽自己最大的努力把它做到最好。换句话说，就是集中精力。"

在南美洲的亚马孙河边，有一群羚羊在河边悠然地吃着青青的水草。一只猎豹则远远地隐藏在草丛中，竖起耳朵四面旋转。它已经觉察到了羚羊群的存在，于是便悄悄地、慢慢地靠近羊群。突然，羚羊也有所察觉了，就开始四散地逃跑。猎豹就如百米运动员那样，瞬时爆发，像箭一般地向前冲向羚羊群。它的眼睛一直盯着一只未成年的羚羊，不停地向前直追过去。

羚羊为了逃命，跑得也飞快，但是豹子却跑得更快。就在追与逃的过程中，猎豹超过了一只又一只站在旁边观望的羚羊。它没有掉头改追离自己更近的猎物，而是一个劲地向那只未成年的羚羊疯狂地追过去。最终，那只羚羊已经跑得很累了，豹子也跑得很累了，在累与累的较量中，最终只能比各自的速度与耐力。终于，猎豹前爪就搭上了羚羊的屁股，羚羊迅速地倒在了地上，豹子便向着羚羊的脖子狠狠地咬了下去。

在自然界中，一切肉食动物在追击食物时，总是提前选定一个目的，而且一旦选定目标，就将自己的全部精力投入在自己的目标上，而不会被身边的其他动物所干扰。因为如果不集中精力追求一个目标而中途转向其他目标，只会使自己损耗到更多的精力，最终只会一无所获。

战国末期思想家荀子曾经说过："蚓无爪牙之利、筋骨之强，上食埃土，下饮黄泉，用心一也。"意思是蚯蚓虽然没有锋利的爪子和牙齿、强健有力的筋骨，但是上可以吃泥土，下可以喝地下水，之所以这样，正是因为它集中精力，用心专一。

其实，集中精力才能提高效率、取得成功的道理人人都知道，但是随着我们年龄不断增长，要做到心无旁骛地专注一个目标，却似乎越来越难了。

我们常常听身边的人抱怨，现在没有上学的时候那么好的耐心了，一件事情干不了多长时间就开始走神了。而我们自己也常常会遇到这样的情形：一本书读了没几页，思路就不知道跑去了哪里；一件工作才刚刚开头，就忍不住想上网看看网页；好不容易下定决心开始学习外语，单词还没背了十个，头脑就已昏昏沉沉。

上一次集中精力、心无旁骛地做一件事是什么时候的事情呢？是刚刚步入职场的时候吗，还是上学的时候？集中精力的感觉总好像已经很遥远了，遥远得就仿佛是上辈子一样。

的确，上学的时候可以分散我们精力的事情很少，那时候我们不需要关心柴米油盐，不需要关心房租物价，不需要为了人际关系大费脑筋，在这种单纯的环境下自然更容易专注。但是如今我们除了工作，还要操心伴侣、孩子、家务……太多的杂事要我们分出精力去照料，每当我们试图集中精神到一件事情上时，其他的诸多杂事就纷纷从脑海中跳出来打扰我们。

但这是否意味着一旦步入社会，我们就无法再集中精神做事了呢？当然不是的。

《人性的弱点》的作者卡耐基曾经讲述过自己工作的经历：

"当时我住在纽约中央广场附近的一间公寓里，一天晚上，我从自己全神贯注的工作中抬起头来，突然发现窗外位于中央广场的钟楼上泛起奇怪的光。我从来没在晚上见过那样的光，于是就困惑地观察了起来。半晌，我才意识到那是地平线射来的阳光，就在我不知不觉间，天已经亮了，而我已经工作了整整一个晚上。

"但是我并没有就此停下，而是又继续工作了一天一夜，其间除了偶然吃一点简单的东西和去厕所外，我始终集中全部精力投入到我的工作上。如果说我有什么成功的秘诀的话，那就是我对工作的这份专注了。"

其实，我们身边始终不缺集中精力、全力以赴的人，成功者往往就从这些人当中产生。专注给了他们更高的效率、更大的热量、更好的耐力。而这些恰恰是一个人想要成功所必不可或缺的条件。

既然集中精力是可能的，而做到这点有对我们的事业有着至关重要的影响，那么，我们就要反思自己：究竟是哪里出了问题，为什么集中精力变得如此困难？

最常见的原因就是：不懂得做减法。

生活中，我们每天面对的事情千头万绪，生活、工作、家庭哪一方面都不能忽视。然而，这并不意味着我们时时刻刻都要将三者放在同样的位置上给予同样的注意；相反，每次只关心一方面就可以轻易地将打扰我们集中精力的因素大幅度减少。

很多人习惯把所有要做的事情都放在心里，结果是工作起来还惦记着晚上要给孩子做什么饭，吃饭时又想着还有什么工作要处理。弹簧被拉得太紧太久就失去了弹性，人的思绪被纷杂的忧虑填得太满、太久也就丧失了清空杂念、一心一意的功能。

给自己的头脑做做减法，工作的时候就只想着工作，回到家里就将工作关在门外；这样既能给我们疲倦的心灵卸下不必要的重担，也能让我们在专注、高效的工作生活中一步步走上成功之路。

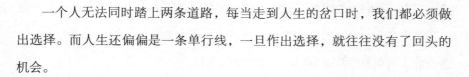

焦虑和抑郁，成了家常便饭

一个人无法同时踏上两条道路，每当走到人生的岔口时，我们都必须做出选择。而人生还偏偏是一条单行线，一旦作出选择，就往往没有了回头的机会。

因此，太多人都活得小心翼翼、如履薄冰。他们时刻担心着分岔口的到来，时刻担心自己目标的能力、人脉、经济水平、学识等方面不足以帮助自己作出正确的选择。于是他们就开始焦虑，开始担忧，为了那不可见的、尚未发生的未来将现在的自己沉溺在抑郁的情绪中。

张佩是一家著名公司的策划部门的管理人员，平时工作能力很强，她有个幸福的家庭。依她各方面的条件，生活应该过得很快乐才是，但事实并非如此。

原来，张佩在各方面都很出色，唯一令她苦恼的就是她本人在做事情前总是很容易陷入焦虑的情绪中，每当需要作出决定时总会忧心忡忡犹豫不决。有时候，虽然自己下了决定，但心中总是不自觉地会放不下，时常会担心自己的决定是否正确。尽管她的同事都说她在各方面已经考虑得很周全了，但是她仍旧还是害怕自己会出错，害怕出错后被别人嘲笑。为此，她经常使自己陷入抑郁与苦恼之中。内心越焦虑越苦恼，在作判断的时候，就越容易出错。

在工作中，一个很简单的策划方案，她也经常会因为过于焦虑而无法作出决定，最终错失了方案实施的具体时机，给公司带来损失。犯了错误后，她自己又会置于痛苦之中，就这样导致恶性循环。一年下来，张佩就被降了职。

对于我们在乎的人和事，我们很容易感到担心，这本是一种正常的心理。然而一旦这种担心超过正常的限度，成为时刻蚕食我们内心的安全感和愉悦感的焦虑情绪时，这种情绪就会给我们的心理带来不必要的压力，对我们的工作生活造成不良影响。

而在如今快节奏的生活、高压力的工作的大环境下，焦虑和抑郁在都市人群中几乎成为一种家常便饭般的常态。

焦虑是指一种缺乏明显客观原因的内心不安或无根据的恐惧，是人们遇到挑战、困难或危险时出现的一种情绪反应。主观表现出感到紧张、不愉快，甚至痛苦到难以自制，严重时会伴有神经系统功能的变化或失调。当焦虑情绪的严重程度和客观事件或处境明显不符，或者持续时间过长时，就变成了病理性焦虑，称为焦虑症。

焦虑是人的一种常见的心理情绪，而焦虑症则是一种心理疾病。

焦虑症很常见，国外报告一般人口中发病率为4%左右，占精神科门诊的6%~27%。美国估计正常人群中终身患病概率为5%。

然而很多焦虑症患者并没有意识到自己患有焦虑症，这在无形中放任了焦虑症的发展，从而不知不觉中给自己的健康和生活都带来了更多的影响。

那么，怎么判断自己是否有焦虑症呢，下面是焦虑症的常见表现，我们可以根据自己的情况予以比对：

1.惊恐发作

惊恐发作是强烈焦虑情绪的急性发作，发作者会感受到强烈的恐惧，并产生立即逃离的冲动，同时伴随身体上的一些症状，如心悸、出汗、颤抖、呼吸困难、胸痛或胸闷、恶心、头晕、寒战或发热，甚至担心失去控制或"发疯"。

2.无名焦虑

在没有特定焦虑来源的情况下，体会到一种广泛而持久的焦虑感。人会感到隐约中有一种不可避免的危险，但是却说不出这种危机感来自何处，并且对于自己的能力是否足以应对这种危险持悲观态度。

3.预期焦虑

焦虑症患者在预见到自己将要面临的情景而产生的焦虑情绪。如社交恐惧症患者想到自己将要参加某个社交场合而在心中引发的焦虑。

4.临场焦虑

对于即将要进行的工作或任务没有信心而产生的焦虑情绪，比如考试前的紧张或演讲前的怯场心理。

5.担忧性预感

过分担心一些小概率的不幸事件而引起的焦虑，比如担心家里发生火灾或是子女出车祸；常常产生不好的"预感"，以致整日忧心忡忡，为没有发生而且很可能永远不会发生的事情烦恼不堪。

焦虑的情绪人人都有，如果焦虑的程度和面对的外界压力向适合，那么就是正常的情绪。但如果焦虑的程度远远超过外界的情况，那么就要对应上面的五项症状考虑自己是否已经患上了焦虑症。如果只是普通的焦虑情绪，那么，我们可以通过这几种手段来帮助自己疏导心理的负面情绪：

1.以乐观态度对待外界事物。

2.增强自信。

3.自我疏导和放松。

4.自我反思，寻找到焦虑的根源。

总之，积极和乐观的情绪可以帮助我们阻止焦虑情绪蚕食我们的身心健康，但是如果确实发现自己很可能患上了焦虑症，那么最好尽快寻求心理医生的帮助，好让自己的生活重新回到正轨上来。

除了抱怨，似乎没有了别的话题

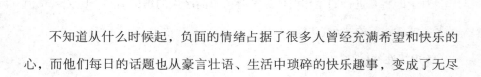

　　不知道从什么时候起，负面的情绪占据了很多人曾经充满希望和快乐的心，而他们每日的话题也从豪言壮语、生活中琐碎的快乐趣事，变成了无尽的抱怨。

　　从早上睁开眼睛，便忍不住叹口气："真不想起床。"在办公室坐下，刚和同事问了声好，就忙不迭地抱怨起来："今天的交通太糟糕了！"午休时间，来到食堂便抱怨饭菜不好，和同事下饭馆又抱怨太好吃会让自己变胖。下午回家，和伴侣抱怨工作、抱怨老板、抱怨孩子不够懂事听话。一直到晚上睡觉，抱怨的话语从来没有停止过。

　　有些习惯于抱怨的人有这样一种心态：说说自己生活中的不好，其实是一种谦虚。但事实上，没有人会喜欢一个总在抱怨的人，从你的抱怨中，别人感受到的不是谦逊，而是自大。正是因为你自大地认为自己应该拥有更好的生活，才会对现实有这么多的抱怨。

　　而更多的人抱怨是真的因为心太累了。现代快节奏的生活压得他们喘不过气来。工作的繁重、家事的琐碎、孩子的需求盘剥了他们生活中所有的时间，让他们除了疲于奔命外找不到一丝属于自己的时间。他们甚至觉得自己就像绕着生活之磨一圈圈走的驴子，除了抱怨这盘磨，再没有别的话题。

　　可是这样的抱怨又会给我们的生活带来什么呢？通过这些抱怨我们能获得一些释放吗？恐怕不能。越抱怨，心中怨气越重，结果不快的还是自己。

剧场里，观众们正在看一出话剧。

演出开始，舞台上出现了四个穿着体面、表情严肃的绅士，他们一面聊天，一面品味着红酒。还没有进入正题，他们便开始用类似"抱怨"的方式互相较劲。

"几年前，我要是能买得起一杯红茶，那就很幸运了。"第一位绅士感慨道。他的话音未落，紧接着又有人说话了："一杯红茶？我那时候要是能够喝一口别人的剩茶就不错了。"然后，又有人说道："我住的房子太破了，你们根本想象不出。"立刻，又有人毫不示弱地说："好歹你还有个房子，我们家一直都住在走廊里……"

抱怨声越来越高了。"我做梦都想住在走廊里。过去，我们每到晚上都趁人不注意，钻进垃圾箱里。""哎呀，我们家是在地上挖一个洞，上面盖一块布来挡雨，这就是我们的房子……"

就这样，抱怨没有休止地进行着，而且越发显得没有逻辑，荒唐可笑，观众们哄堂大笑。

尽管这是一场表演，却也取材于现实。在生活中，这样的"抱怨比赛"每天都在上演，与剧中相比，可谓有过之而无不及。似乎从这样的抱怨中，他们能获得某种满足。

可是他们有没有想过，抱怨将他们变成了什么样的人。

看什么都不顺眼，成了这些人最大的特征。这个世界的方方面面，似乎都成了他们抱怨的对象，一件小事，一句无关紧要的话，甚至是天气不好、堵车都能够让他们陷入长时间的烦恼和抱怨中。

做什么都没有积极性，是他们的通病。早上起来，他们抱怨早餐，晚上睡觉，他们抱怨棉被。在他们心中，没什么事值得高兴，自然也不会有积极性，他们的心情越来越糟，脚步越来越慢，效率越来越差，最后一事无成。

　　人缘不好，这是他们付出的一大代价。当抱怨者需要一个倾听对象，他身边的人就遭了殃。人们喜欢向他人诉苦，但没有一个人喜欢整天与那些唉声叹气、消极的人在一起，更没有人愿意长期忍受他们的牢骚和坏脾气。更可怕的是，坏情绪会相互传染，一个抱怨者可能拖累整个团队的人被抱怨和相互抱怨。

　　活得不开心，是他们的典型形象，八字眉，苦瓜脸，说话先叹气，没事就喝酒，因为抱怨解决不了问题，不满的事也不会自行消失，他们只能终日愁眉不展，而问题只会越来越复杂，麻烦会越拖越大。于是，他们有了更多的理由不开心，有了更多的借口抱怨，形成恶性循环。

　　人们有时候总渴望通过这些抱怨得到些什么，譬如同情、帮助、认可，等等。可实际上，抱怨真的有这么大的本事帮人实现心愿吗？一切都是妄想，结果只会越来越糟糕。

　　说到以抱怨换取同情，很多人一定会想到鲁迅笔下的一个人——祥林嫂。

　　祥林嫂是个苦命的女人，她的一生十分坎坷，结了两次婚，两任丈夫都因病去世了，唯一的儿子也惨死狼口。这一连串的打击让她心中满是痛苦，为了排解这种苦闷，她逢人就念叨自己的悲惨命运。起初，人们的确给予了她一些同情，但是后来乡里人开始厌恶她，甚至远远地看到她就躲开。再后来，东家鲁四老爷也开始厌恶她，先是不让她插手祭祀，后来一怒之下将她赶出了鲁家。祥林嫂流落街头，很快便结束了自己贫苦而悲惨的一生。

祥林嫂的死是封建制度造成的悲剧，但从她的身上我们也该看到一点：抱怨换不来他人的同情，只能够让自己惹人厌烦，让人想要远离她。况且，祥林嫂在没有抱怨以前，还是颇受人喜欢的。没有人愿意整天听一个人念叨生活的悲苦、自己的不幸。生活中，有些人喜欢抱怨自己身体不舒服的经历，他们并不是真的生病了，只是在内心里有这样一种想法，"病人总会得到他人的同情与关爱"。这一点不假，人都有恻隐之心，看到自己身边的人遭受病痛的折磨，显然会给予一点关心。但是，如果一味地抱怨，不掌握好"度"，那就只会让人招人反感。想要通过抱怨一直得到他人同情，根本就是不可能的事。

　　人们之所以抱怨，还是在于一点：希望抱怨给自己带来某些好处。可事实上呢？越是抱怨，就越是困窘，因为所有的精力都用在怨天怨地怨别人的身上了，从不正确地认识自己和自己的处境，想办法解决。到最后，自己就成了抱怨的最大受害者。

　　归根结底，抱怨无用，它不能证明你自己，也不能解决问题，只能让你丧失理智，将事情恶化。所以，不管什么时候都要记住一点，我们的目的不是发泄情绪，而是要解决问题。

总是迷惘，不知道为了什么活着

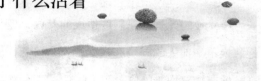

　　我们每天都在努力地工作、努力地生活着。我们拼尽自己的全部力量以成为一个合格的员工、一个称职的伴侣、一个出色的家长。我们为了事业的成功、地位的显赫、声名的提高、家庭的幸福、孩子的未来，每天忙得像陀螺一样转个不停。可是另一方面，我们却发现，越忙碌，越不知道为什么而忙碌；得到的越多，越不知道这些东西有什么意义；一旦闲下来，立刻就陷入恐慌，觉得自己的青春已过去大半，却仍不知道方向在哪里。

　　对于三十多岁的人来说，小时候成为科学家、医生、宇航员的梦想早已不可能再实现了，现在不过做着一份普普通通的工作，辛苦些，但是也够养活自己。可是总觉得自己的价值得不到体现，工作不过为了挣口饭吃，而挣口饭吃也不过活着做这平庸的工作。于是越想越迷茫，越想越怀疑自己活着的意义。

　　有一位有名的作家，每天都觉得自己活得很累，总静不下心来去进行创作。于是，他就向一位智者求教。

　　作家问道："我不明白，为什么如今虽然自己越忙碌，但是反而越来越迷茫了呢？"

　　智者问道："你每天都在忙些什么呢？"

　　作家回答："我一天到晚都在忙着应酬，到处做演讲，接受各种媒体的采访……这些事情使我心情烦躁，写作已经成为我的一种负担。我觉得自己太辛苦了，心也很累。"

智者转身打开身后的衣柜，对作家说："在这一生中，我收藏了许多漂亮的衣物，你试着将它们穿上，就能知道自己为什么会感到心累了。"

作家疑惑地说："我身上穿着衣服，你的这些衣服未必适合我呀！如果我将这些衣物都穿在身上，一定很沉重，会难受的。"

智者回答："你也明白其中的道理，又为何要来问我呢？"

作家感到莫名其妙，就又随口问道："您所说的话，我有点不太明白，您能说得更明确一点吗？"

智者答道："你身上的衣服已经足够，倘若让你穿上更多漂亮的衣服，你会觉得沉重无比。你只是一个作家，为何要去做一些交际家、演讲家要做的事情呢？这不是自讨苦吃吗？"

作家顿悟道："世界上的路万万千千，只有找到自己的方向，并且心无旁骛地沿着自己的方向走下去，才能摆脱内心的迷茫和疲倦。"

从此以后，作家就辞去了不必要的职务，推却了不必要的应酬，潜心写作，最终达到了人生创作的高峰，并且再也没有感到过疲惫和烦躁，生活变得轻松和快乐了许多。

很多迷茫的人就是因为没有找到自己人生的方向，只是被动地应付着生活中的种种琐事，结果人生千头万绪，越走越搞不清楚方向，越走越迷茫。

辛勤工作的你是否也是这些迷茫者中的一个呢？不妨来看看这些迷茫者在生活中的具体表现。

迷茫者缺乏生活热情。

迷茫者大多徘徊在成功与失败的边缘，他们有一定的能力，却不知如何迈步；他们精神空虚，对自己、对其他事物都没有热情。在学校，他们的名次总是处在中间位置；在工作岗位，他们的表现无功无过，偶尔磨磨洋工；在社会上，他们中规中矩，是最容易被人忘记的存在……他们很难喜欢自己，也不会对其他事物倾注太多感情，他们像松动的螺丝钉，虽然标准，却不是那么结实。

缺乏方向却不甘寂寞，易被诱惑。

迷茫者大多对生活没有明确的定位，对外界事物缺乏坚定的立场，他们渴望改变，又不知道如何行动，他们总是把"运气"挂在嘴边。这时候，外界的一点点诱惑就能让他们以为天上掉了馅饼，迫不及待地捧回家里。迷茫者很难分辨机会的好坏、他人的真伪。他们认为真假不重要，重要的是终于有了改变自己生活状态的契机。迷茫者最容易被骗，因为他们不愿思考，最容易上钩。

常为自己的选择后悔，又无法改变现状。

没有经过慎重考虑的决定，经常让迷茫者失望，甚至陷入危机。当他们后悔的时候，常常发现自己无路可退。他们从一种困境陷入另一种困境，从来想不到要靠自己的力量去突破，去改变，一味纵容自己的惰性。他们只能在迷雾中打转，不断追悔错失的机会，不去看前方的路。

迷茫者为什么不能改变现状？因为他们的人生没有一个确定的方向。结果在人生之中就像追着尾巴兜圈子一样，筋疲力尽，却哪里都抵达不了目的地。

在现实生活中，有些人看起来很聪明，他们整日忙忙碌碌，能够同时做很多事情，给人的感觉是非常能干，但是到最后，这些人并不能真正做成什么事情。反而，一些看上去能力一般、没什么出众才能的人，却能够成就一番大事业。这都是因为他们能专注于自己的目标，内心从不彷徨，也不迟疑，集中精力奋斗到底。

一个人围着一件事情去转，到最后世界可能都会围着你转；但是一个人围着全世界去转，最终全世界可能会将你抛弃。在前进的道路中，一切浅尝辄止、见异思迁者的内心是迷惘的，最终也收获不到成功的果实的。当你准确地选择好属于自己的"一件事"，并全身心地投入到那"一件事"中，不轻易放弃，也不轻易改变前进的方向，只有这样，内心才不会迷茫，最终才会有所收获。

偏执成性，知道不该计较却放不下

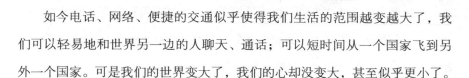

如今电话、网络、便捷的交通似乎使得我们生活的范围越变越大了，我们可以轻易地和世界另一边的人聊天、通话；可以短时间从一个国家飞到另外一个国家。可是我们的世界变大了，我们的心却没变大，甚至似乎更小了。

不知道你是不是也有这样的经历，发在网上的一张照片，十个人都说好看，但是只要看到一个人说不好，心情就会不快？或是每每遇到不同的观点，即使明明对错都跟自己的生活无关紧要，却非想辩出个是非曲直来，结果越争论越不痛快。再或者看到别人的做法和自己认为"对"的做法不同，就忍不住要去说两句，偏执地希望对方也能按自己的标准来进行。如果你也是这样，那么你就该反省一下自己，是不是行事太过偏执、对人对事太过计较了。

其实我们每个人内心中都清楚，我们所在乎、所计较的那些事大多是小事，而且对于我们的生活并不会产生什么影响。可是我们偏偏放不下这些小事，让这些小事纠缠着我们，也用这些小事烦扰着别人。就是这些放不下的小事，让我们本可以幸福满足的生活被阴霾笼罩起来。

赵珊经常会被一些"小事"绊住脚，特别是最近一周，她甚至感觉"诸事不顺"：在周一上班的路上，因为认错了人而十分尴尬，一天下来都为自己的行为而感到不安；周三的时候，又因为上班迟到而受到领导的批评，心情一天都极其低落；在周五的时候，因为孩子在学校与人打架，而被老师通知到学校一趟……

这样的小事经常发生在赵珊身上，她经常感觉自己太倒霉了，这些小事时常影响着她的心情，脑子中经常绷着一根弦，每天都处于紧张中，但是还是不时会出乱子，她都觉得自己快撑不下去了……

偏执地去计较每件小事不仅让世界变小，也盘剥着我们有限的精力。在生活中，偏执无时无刻不在蚕食着我们的身心，让我们的情绪持续低落。从赵珊身上，我们可以看到偏执者的几大心理。

小题大做

认错一个人，就不安一整天，明明只是做了一件小小的糗事，可以一笑而过，在赵珊看来却像是犯了大错，真是没事给自己找别扭。

患得患失

迟到本来是一件每个员工都难以避免的事，领导的批评不过是随口说上几句，既没有怀疑她的能力，也不会因此对她印象不好，她却因为这件事心情低落一整天，真是因小失大。

心理承受能力差

孩子打架，老师通知去学校，倒是一件值得烦心的事，但小孩子打架这种事，为人父母者都要面对，倘若因此就觉得自己倒霉，脑子里始终绷着一根弦，影响正常工作，只能说明赵珊的心理承受能力太差。

遇事放不下

偏执者放不下的事往往是坏事，一天中只要发生一点小小的尴尬事就会让这一天其他所有愉快的时刻都失去意义。带着这样的心态，人自然难以获得幸福的生活。

著名作家肖剑说："很多时候，让我们疲惫的并不是脚下的高山与漫长的旅途，而是自己鞋里的一粒微小的沙砾。"生活中，偏执的人最容易被计较所困扰，就像《红楼梦》中的林黛玉，总在为别人的一个眼神、一句话生气、掉眼泪。

偏执者过于计较生活中的不完美，结果连生活的所有美好也一起失去了。

从前，有位渔夫终年以打鱼为生，有一天，他从海里捞到一颗晶莹剔透的大珍珠，他非常喜欢。但是正当他拿着偌大的珍珠沾沾自喜的时候，却发现了美中不足的是，在这颗珍珠上面有个芝麻大的黑点，这让那颗珍珠显得有些不完美。

于是渔夫就想："如果把这颗黑点给去掉，它一定就是世界上最完美的珍珠，到那时候它将变成无价之宝。"

于是，渔夫就开始想方设法抹去那个黑点，可是万万没有想到，他剥掉一层，那颗黑点还在，于是只好接着再剥一层，可黑点还没有消失。就这样，一颗漂亮的大珍珠被他一层层地给剥掉了。

到最后，黑点确实是没有了，不过那颗珍珠也消失了。

生活就像这颗珍珠，我们常常盯着珍珠上那一点不完美的黑点，却忽视了整颗珍珠的美丽。就像故事中的渔夫，他对珍珠不满意，过分地追求完美，一层层剥除黑点的时候，珍珠原本的美丽也一点点消失。

珍珠会消失，在于渔夫太过偏执地计较。执着是一种精神，想要达到成功的人，都少不了执着和毅力，但是，当发现目标与实际不符，还要以最初的心态坚持，就变成了偏执，最后留下痛苦和失落。有句话说："不肯留下遗憾的人，有时比任何人都遗憾。"

偏执和计较不能给我们带来更完美的生活，既然这样，不如从改变自己的心态开始，多看生活中美好的一面，别再让偏执成为阻碍我们获得幸福的屏障。

放不下过去，看不到未来

人生最幸福的时光是什么时候？有的人会回答童年，有的人会回答校园时光，有的人回答初恋的时候，有的人回答蜜月的时候，有的回答刚刚升职的时候……答案五花八门，但是有一点是一样的，都是过去的时候。

很多人都有这样的感觉：一旦达到一定的年龄，或是进入人生中的某一个阶段（如工作、结婚、生子等），人生就仿佛走入了一条窄巷，再也没有了之前斑斓的风景，也没有了令人神往的前方，日子庸常令人厌倦，只有说起那些旧日时光，才能咂摸出一丝残余的生活的甜美滋味。

当年的青春、血性、梦想都已经不见了；而曾憧憬的成功、辉煌、功成名就恐怕也不会到来了。放不下那些过去，又看不到未来。而所谓的"现在"，不过是夹杂在这两个出口之间一道长长的、不得不走的灰暗通道，这就是很多人如今生活的状态。

记忆总有美好的一面，同样，它也有让我们不堪回首的一幕。正是这些或是美好的难以释怀的，或是痛苦的刻骨铭心的回忆，让有的人永远活在过去，对眼前的现在提不起精神来。久而久之，这样的人精神状态越来越差，无论别人有多少欢乐，这些仿佛都与他无关。他的生活就是一个封闭的笼子，每天眼前出现的只有已经成为过去的事情。

杰尔德太太有几年非常痛苦，甚至有了自杀的念头。这是因为，她感到自己的生活太不幸了。1937年，杰尔德的丈夫不幸去世，那个时候的她非常颓废。当安葬完丈夫后，她写信给过去的老板里奥罗西先生，请求他让自己回书店去做过去的老工作。

杰尔德太太的请求得到了老板的同意。于是，杰尔德太太做回了书店开始工作。她以为，重新工作可以帮助自己从颓丧中解脱，可是，总是一个人驾车、一个人吃饭的生活几乎使她无法忍受。每天，她都会想起自己的丈夫，不禁泪流满面。加上有些偏僻的地方根本就推销不出去书，她的工作也很不顺心，这让她更加怀念丈夫。

杰尔德太太说："那几年，我每天晚上都会想起丈夫去世时的模样，这让我的心里好痛，感觉干什么都没有意义。"1938 年春，她来到密苏里州维沙里市推销书。那里的学校很穷，路又很不好走。她一个人又孤独又沮丧，以至于有一次甚至想自杀。

这一切，都让杰尔德感到未来已经没什么希望，生活也毫无乐趣。她什么都怕：怕付不出分期付款的车钱，怕付不起房租，怕身体搞垮没钱看病。

后来，杰尔德太太看了一篇文章，其中的一句话让她震动颇大："对于一个聪明人来说，每一天都是一个新的生命。"杰尔德太太用打字机把这句话打下来，贴在汽车的挡风玻璃窗上。

渐渐地，杰尔德太太感到，其实每一天的生活并非那么艰难，只要学会忘记过去，那么自己就会轻松得多。每天清晨她都对自己说，"今天又是一个新的生命。"

一年后，杰尔德太太已经彻底恢复健康。她说："我现在知道，不论在生活中会遇上什么问题，我都不会再害怕了。我现在知道，我不必活在过去！"

不知从何时起，"怀旧"这个词开始大肆流行，越来越多的人在追忆当年的美好。适当地回忆过去，这能够调节生活状态、珍惜眼前，但是，如果超过了这个度，那么就有些本末倒置了。

还有些人把"怀旧"等同于抱着过去的痛苦不放，结果也自然不能获得现实的幸福。

保罗博士是美国纽约市一所著名中学的教师，他在任教期间发现这样一个问题：班上的有些学生平时看起来很用心，但是却总是考不出好成绩。

为此，他对这些学生展开了调查，发现这类学生经常会为过去的成绩而感到不安：他们经常生活在过去的阴影里，只要有一次考试失败，就会沉浸在自责之中，以致影响了下一步的学习。有的学生甚至从交完试卷后就开始为自己的成绩忧虑了，总担心自己不能及格。为了开导这类同学，保罗博士给他们上了这样一堂难忘的课。

有一天，保罗博士把这类学生召集到实验室，在给他们讲课的过程中，把一瓶牛奶放在实验桌上。下面的学生们不明白这瓶牛奶与自己所学的课程到底有什么关系，只是静静地听着他在讲课。忽然，保罗博士就站了起来，一巴掌将那瓶牛奶打翻在地上，并大声喊道："不要为打翻的牛奶哭泣！"

课堂上的同学都震惊了，但是保罗博士却叫所有的学生都过来，并围拢到洒满牛奶的地方仔细观察那破碎的瓶子与淌着的牛奶。博士一字一句地说："你们仔细看一下，现在牛奶已经淌光了，无论你再抱怨、再后悔都没有办法取回一滴了。你们要是在事前想一些预防的措施，那瓶牛奶还可以保住，但是现在却晚了。我们现在唯一能做的就是尽快地将它忘记，然后注意下一件事情。我希望你们永远能够记住这个道理！"保罗博士的这些表演使所有的学生学到了课本上从未有过的人生道理。

"不要为打翻的牛奶哭泣"，深刻地说明了我们不要沉浸在过去的悲伤里。过去的已经成为历史，唯一能使过去的事情成为有价值的办法就是，以平静的心态分析当时自己所犯的错误，然后从错误中吸取到教训，随后再将这种错误忘掉。过去不能回到现在，为过去哀伤，为过去遗憾，除了劳费我们的心神，分散我们的精力，并没有给我们带来一点好处。

当下的一切是完全可以掌握在你的手中的。有句话说得好："我不能左右天气，但是我可以改变心情；我不能改变容貌，但是我可以展现笑容；我不能控制他人，但是我可以掌握自己；我不能样样胜利，但是我可以事事尽力；我不能决定生命的长度，但是我可以拓展生命的宽度；我不能改变过去，但是我可以利用今天。"外界的事物左右不了我们什么，重要的是我们当下的心态。

事实上，每一个人的一生都有着许多美好的回忆，这些都是我们怀念 的对象。但是，这些东西也很容易让人依赖，产生迷恋，甚至会让自己无法自拔，变得疯狂、忧郁、苦不堪言或者妙不可言。如此发展，只能让自己的心智大乱，甚至神经系统也出现问题。

生命和生活都不会停留在过去，正如伟大的诗人泰戈尔所说："如果你因错过太阳而流泪，那么你也将错过群星。"短短的一句话，就道出了一个至简至真的生活态度：不要活在过去里，美丽缘于当下，未来缘于当下，快乐缘于当下。只有学会放下过去，积极面对现在，才可能看到未来的光芒。

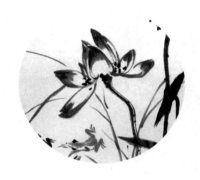

第二章／沉重之由

是什么让你打不起精神

"累"来源于方方面面。无论是在职场还是家庭，无论是具体任务还是人际关系，压力无处不在。每天积压在我们身上的重担有些来自外部，有些来自内心，只有先找到造成自己身心俱疲的缘由，才能对症下药，找到有效的缓解之法。

不知道目标在哪里，每天都只是挥霍生命

有句话说得好："每天早上叫醒我的，不是闹钟，而是梦想。"

可是随着年龄见长，生活逐渐稳定，梦想似乎只会出现在梦里了。曾经向往的生活早已被如今的锅碗瓢盆、上班下班所取代。除了对于加薪和升职的一点点微弱的期许，对于生活早就没了其他奢望。

不知道目标在哪儿，不知道方向在哪儿，人生就剩下埋头看着脚下的路一步步往前走：上班下班、结婚生子、退休，一直到死亡。

人生似乎已经没有任何值得期待的事情了。活着不过是为了活着而已。这样没有目标的人生，无论工作、家事、人际交往都仿佛是不得不承受的负担。生活自然变得沉重，人自然打不起精神。

没有目标的人生就好像是没有罗盘而在大海航行的船，只能随波逐流，饱受风雨摧残却不能到达任何地方。

阿伦小的时候，幻想自己是一名探险家，登上高山、越过海洋去发现奇迹；拥有一辆红色的费拉里赛车，不必为生计而烦恼；他还要有一位身材修长、美丽善良的妻子，有着乌黑的长发和碧蓝的眼睛，弹一手优美的钢琴，歌声悠扬……

然而有一天，艾伦在玩橄榄球时膝盖受伤，从此他再也不能登山，不能爬树，不能到海上航行。这以后，他从事市场销售工作，并且成为一名医药

推销商。后来，他和一位善良的姑娘结了婚。她的确有乌黑的长发，不过却身材矮小而且眼睛是棕色的；她不会弹钢琴甚至不会唱歌，只会画画和做菜。这一切，都和艾伦的想法大相径庭。

一次，他和朋友一起吃饭，回忆起往日的梦境，说："我真是太不幸了。"

"为什么?"朋友问。

"因为我的妻子和梦想中的不一样。"

"你的妻子既善良又贤惠，"他的朋友说，"她创作出了动人的画作并能做美味的菜肴。"

"可是我曾梦想成为一名伟大的探险家，现在却成了一名秃顶的推销商，而且落下了残疾。"

"但你提供的药品，已经挽救了许多人的生命。"

"可我没有法拉利跑车。现在，我要乘公共交通汽车，有时仍要被迫去挣钱工作。"

"可你却衣着华丽、饮食精美，而且还能去欧洲旅行。其实你不必总记得那些幻想，你现在的生活非常美好啊。为什么不以现在的生活为起点，重新设计一个方向?"

朋友的话让艾伦顿时一愣。对啊，尽管自己的幻想一个也没有实现，可是，他完全可以给自己新的梦想和方向啊。

从这以后，阿伦再也没有说起小时候的幻想，开始积极地改变自己的生活。夜晚，他在窗前凝望着大海，心满意足地搂着妻子，观赏着城市的夜景。从此，他的生活充满了阳光。

阿伦小时候的幻想不过是属于那个年龄的想象罢了。长大之后，他最初没有为自己的人生找到一个切实的梦想和方向，这让他生活在痛苦之中。然而通过朋友的开导，他明白了自己的人生方向，从此调整心态，过上了美满的生活。

每个人都需要一个生活的目标，这个目标不需要宏大，可以是很细微和具体的：在工作中取得某项成就、给家人提供更好的生活、以积极的心态认真打理每一天的生活……

目标和我们儿时的梦想并不一样。梦想只是心中的一份渴望，而目标是动态的，它会促使人产生动力——要获得成功，要创造成功，努力坚持，用自己的言行去实践这个理想，向成功迈进。如果仅有愿望，却不想通过什么途径是实现愿望，那就会产生抱怨；但有了信念就不同，不管自己的处境如何，都能够坚持不懈地努力，相信自己终有一天可以做成自己想做的事。

他是一名出生在泰国的华侨，儿时被父亲送回中国接受教育。

17岁那年，因为家境贫寒，他被迫辍学。返回曼谷后，他做过搬运工，做过小贩，学过厨艺，还为两家木材公司做账目，日子每天都在精打细算中度过，但他并没有因此而迷失自己，他将通过努力改变自己的生活作为了自己的人生目标。在这样的目标的指引下，他一直都在努力，再努力。

四年之后，他从一家建筑公司的秘书晋升为部门经理。随后，他和朋友合作，创办了一家五金木材行，自任经理。一番艰苦的奋斗之后，他攒了一些钱，又开了三家公司，致力木材、五金、药物、罐头食品和大米等的外销业务。在他的精心打理下，生意也越做越红火。

1944年年底，他与其他10个泰国商人集资20万美元创立了盘古银行，当时只有25名职员。银行正式营业后，他常常与那些受尽了列强凌辱、被外国大银行拒之门外的华裔小商人来往。虽然那些贫穷的小商人时常突如其来地闯进他的家，但仍然能够受到他的礼遇。他说："在亚洲开银行是做生意，不是只做金融业务。当我判断一笔生意是否可做时，只观察这个顾客本人，观察他的过去和他的家庭状况。"

他最初负责银行的出口贸易，与亚洲各地的华人商业集团建立了密切的联系，积累了大量的业务知识和经验，推进了盘谷银行的出口业务。他出任盘谷银行的总裁后，一直是该银行的中流砥柱。

多年的艰苦奋斗没有白费，如今他已经成为亚洲知名富商、泰国盘谷银行的董事长，他就是陈弼臣。

陈弼臣没有继承祖业，也没有飞来横财，但他没有抱怨这些先天条件，他只是坚持着改变命运的人生目标，苦苦寻觅，最终找到了属于自己的那片蓝天。

看过电影《风雨哈佛路》的人一定还记得，那个生长在纽约的女孩莉斯，她没有良好的家庭环境，父母吸毒，周围的人也都是得过且过，仿佛环境注定了他们未来的人生路。她小小年纪经历了人生的艰辛和辛酸，但她没有丝毫的抱怨，也从不因为家庭和环境而放弃理想。最终，她凭借着自己明确的人生目标和不断的努力，走进了最高学府哈佛大学，改变了自己的人生命运。

这样的故事不止发生在电影之中，综观我们耳熟能详的那些取得成功的人，他们都怀着必定成功的信念，都是依靠着这种信念的支撑，披荆斩棘，一路向前。再反观我们，正是缺乏这样明确的人生目标，才让我们每天的生活变得如此沉闷、才让我们在怨天尤人之中，放弃了自己人生辉煌的机会。

不知道目标在哪儿的人生是不幸的，从现在开始，给自己一个生活的方向、一个人生的目标，只有这样，才能奏响人生辉煌的篇章。

无论怎样努力，也实现不了心理的预期

依稀还记得小时候，那时候有很多梦想，梦想着当宇航员、当科学家、当一个改变世界的伟人；那时候也有很多愿望，希望吃一顿麦当劳，希望买一个变形金刚，希望和表哥一起打游戏机。那时候梦想很大，对生活却很容易满足。

可是什么时候开始，梦想消退了，我们看到的只是一个现实而冰冷的目标，即使是这个目标带给我们的也不再是追求的快乐，而成为沉甸甸的枷锁，让我们的心理充满了追逐的疲惫，成了一面寒光闪闪的镜子，照得我们拥有的现实都那么令人失望。

为什么会这样呢？小时候一无所有，只有梦想很大却很快乐；现在拥有很多，只有目标很小，却会让我们身心俱疲。

也许是我们在不断得到的过程中也不断调高着自己的心理预期，对于曾经向往的，一旦拥有，我们就将它们视为"理所当然"，转而又将目光投向更远、更大的目标上。

小时候吃一顿麦当劳，我们就得到了满足，现在我们可以出入高档酒店，却不再将这种享受放在心里；小时候买一个变形金刚，我们可以快乐很久，现在我们买得起很多昂贵的东西，却把玩一会儿就厌弃了；小时候有一个陪我们玩的人我们就满怀感激，而现在即使再多朋友聚在一起，也忍不住攀比之心……小时候我们从梦想中得到快乐，而现在，目标却成了将现实对比得一无是处的残酷存在。

是因为我们没有能力实现目标才总这么快快不乐吗？恐怕不是。在我们成长的过程中，我们都在不断实现着自己的心愿。

从考上一所学校到找到一份工作，从通过一次考试到完成一次任务，从攒钱买一件衣服到购置一辆汽车。我们不断实现着自己昔日的目标，然而每当我们实现一个目标，我们还来不及享受这份快乐就已经调高了自己的心理预期，觉得自己配得上更好的工作、更高的职位、更重大的责任、更奢侈的生活。就这样，我们不断追求着我们所没有的东西，并因这份永无止境的追逐而疲惫不堪。

肖静是一个都市白领，高学历，高收入，人长得十分漂亮，身材也很好。每天上班，她都有着不同风格的打扮，时髦得体的她赢得了周围所有同事的称赞。在一片赞扬声中，她的虚荣心越发膨胀起来，为了更引人注目，为了讲求品位，她不惜花大笔的钱去购买名贵、时尚的珠宝、名牌服装、高档挎包……她的收入毕竟有限，对时尚物质追求的强烈欲望已经让她负债累累。

有一次在与朋友聊天的过程中，肖静说自己其实活得很累，别人看到的只是她一个光鲜亮丽的外表，但是她的内心已经疲惫不堪。她也反省过自己，超负荷地购买名牌物品似乎也没让自己真正开心过，她也想快乐起来，但是，这种欲望却让她欲罢不能。

由于内心的负担过重，原本漂亮的肖静也变憔悴了许多，对生活失去了乐趣，对工作也丧失了兴趣，时常唉声叹气，人也变得悲观厌世。她甚至不知道自己该如何是好……

肖静拥有的生活对于大部分人来说已经是值得羡慕的了。拥有好的学历、工作、外貌、品位……对于很多人来说，能拥有这些，无异于已经获得了幸福。然而这些让肖静快乐了吗？没有，相反，她不断调高着自己的心理预期，就像在攀登一座永无顶峰的高山一样。而和登山不同的是，这样的追逐让她无心欣赏路边的风景，只是向着不存在的山顶盲目而疲倦地爬着。

生活中，大多数人都和肖静一样，只不过也许你追求的不是品牌，而是高薪、高位、奢侈的生活或是其他东西。但是人生有限，追逐名利的路却是无限的，我们被自己不断调高的目标狠狠地抽打着，生活就如枷锁一般沉重地压在我们肩上。我们忘了感激自己所拥有的生活，忘了在追求的过程中感受快乐，"最终目标"掌控了一切。

诚然，人生在世需要目标，目标带给我方向，带给我们动力，带给我们希望，也带给我们勇气，然而目标却不应该等同于高不可攀、永无止境的欲望。再长的马拉松也有终点，而抵达终点之后，就要休息，就要暂时地享受结果，就要停下来接受掌声、欣赏一下四周的风景。只有这样，才能有下一场比赛时的良好状态。如果我们没达到一个目标就急匆匆地冲向下一个，那么就像是跑在了一条永无终点的马拉松赛道上，再厉害的选手也有累倒的一天。

我们所预期的目标就该是一场场赛跑的终点，每一次达成目标，都应该给自己以掌声和鼓励，给自己一个短暂的休息作为奖励。否则，我们就是在自己本已沉重的心上不断添加负担，本因给我们插上翅膀的理想也成为压垮我们肩膀的重担。

某培训公司的讲师在一次演讲中，叙述了自己年少时的一段经历。

一年秋天，我和朋友一起帮老师摘苹果。当时，收苹果的商贩就在一旁等着，一个朋友提议说搞个摘苹果的比赛，这样既能够提高效率，也能让干活变得有意思。几个人听后觉得很有趣，大家决定一人先负责一棵树，到时候谁摘得最多就奖励谁两个大苹果，而摘得最少的要受惩罚。

　　大家选定了目标之后，便开始忙活。起初，几个人不分高下，等到低处的苹果摘完之后，我才发现自己落后了。因为我的个子比较矮，高处的苹果够不着。这时候，我突然想到了一个主意，我个子虽矮，但我身体灵活。于是，我一下子爬到了树上，一会儿的时间就比他们摘得多了。我只顾着往高处爬，想着即将得手的大奖，却忽略了身下那不堪重负的树枝，咔嚓一声，树枝断了，我跌倒在地上。幸好，没有受伤。

　　老师和朋友们都赶了过来，问我有没有受伤，我甩开他们的手说："没事，我继续比赛！我要得第一。"心里想着别人都超越了自己，我就又往树上爬。这时候，老师坚决不让我再上树，他语重心长地说："有些苹果，比如最高处的那些，不用你们去摘，到时候我找个梯子过来就行了。你们只要摘自己够得着的就好了！"

　　他最后说道："这些年，我一直都没有忘记老师说过的那句话。虽然现在的我也是个有目标、有追求的人，但我比过去更理智了。我知道，盲目地调高心理预期，去追求自己够不着的东西，就会让自己失望。"

　　很多时候，我们对自己的心理预期过高，眼睛总盯着那些高处的苹果，结果只能让自己的身心受到伤害。然而有时候明明知道自己的目标太高、野心太大，我们却还是义无反顾地去追求，仅仅是因为我们怕输。

　　有目标是好的，但是在全身心地追逐之前，先问问自己，什么是自己真正想要的，不要为了求胜心去追求那些不适合自己、超出自己能力范畴的东西；再问问自己，这个目标对于自己来说是否足够现实，不要向着不存在的山顶盲目攀登；还要告诉自己，自己每完成一个目标都是一次跨越和成功，记住认可自己，不要在不断调高的心理预期中透支自己的身心健康。

总要接受那些不愿接受的现实

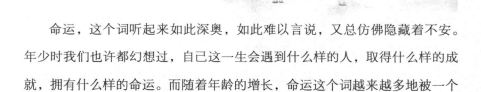

命运，这个词听起来如此深奥，如此难以言说，又总仿佛隐藏着不安。年少时我们也许都幻想过，自己这一生会遇到什么样的人，取得什么样的成就，拥有什么样的命运。而随着年龄的增长，命运这个词越来越多地被一个更加生硬、更加冷冰冰的词所替换，那就是：现实。

我们总在哀叹着现实的不公，哀叹着我们面对现实的无能为力，哀叹着我们每天都要接受那么多不愿接受的现实——从一趟错过的公车到一项不情愿去完成的工作。

我们越来越多地觉得我们的命运是被现实所主宰：我们的出身、我们的家庭、我们的际遇……我们把一切不如愿都归咎于现实，然后抱着这样的现实哀叹连连。

的确，这个世界上没有绝对的好运，也没有绝对的公平，每个人都被迫接受着他们所不希望发生的现实。

是的，对于我们所生活的现实世界，每个人或多或少都有这样那样的牢骚。我们总觉得别人似乎都是命运的宠儿，只有自己却是个不折不扣的倒霉蛋。我们每天都要被迫接受那么多不愿接受的现实，我们的理想似乎还来不及发芽就被现实埋葬了。

可是我们有没有想过，为什么我们不能安然地接受面前的现实呢？

从前有一位国王，拥有荣华富贵，照理，他应该满足，应该过得快乐，但事实他内心过得并不快乐。他总觉得生活中有太多不得已和不如意的事情：当他想去花园赏花时，天气总在下雨；当他想和儿子们去打猎时，儿子却偏偏生病；当他给成年的女儿相中一门合适的亲事时，女儿却偏偏爱上了一个穷小子。

国王拥有的明明比整个国家的任何一个人都多，但是依然总觉得自己每天都要接受那些不愿接受的现实，他活得很不快乐。

有一天，国王很早就起床了，他随意在王宫四处转悠。国王无意间走到御膳房时，听到里面一个厨子在快乐地哼着小曲，脸上并洋溢着幸福的表情。

国王甚是奇怪，问那个厨子为何如此快乐。厨子答道："我家里有一间草屋，肚子里不缺暖食，家里有贤惠的妻子和可爱的儿子，这样美满的生活，你说我能不快乐吗？"

听到这里，国王就明白了。随后，国王就与朝中的宰相讨论这个厨子的快乐。宰相说："陛下，我认为这个厨子还没有成为 99 一族。"

国王惊讶地问道："何谓 99 一族呢？"

宰相答道："你只要做这样一件事情就可以确切地明白什么是 99 一族了。准备一个包袱，在里面放进去 99 枚金币，然后把这个包袱放在那个厨子的家门口，您很快就可以明白一切了。"

国王按照宰相所言，命人将一个装有 99 枚金币的包袱放在那个快乐的厨子家门子。厨子回家的时候，就发现了门前的包袱，好奇地把包袱打开，先是惊诧，然后狂喜："金币！怎么这么多金币！"厨子将包里袱的金币全部倒出来，查点了三遍，都是99枚。他心中开始纳闷："没理由只有这99枚啊？哪有人会只装99枚啊？那一枚掉到哪里去了呢？"于是他就开始到处寻找，找遍了整个院子也没有找到，心情沮丧到了极点。

于是，他决定从明天起，加倍努力工作，争取早一天挣回那一枚金币。晚上由于找那枚金币太辛苦，第二天早上便起来得有点晚，他的情绪也坏到了极点，就对妻子与孩子大吼大叫，不停地责骂他们没有及时把他叫醒，影响了早日挣回那一枚金币的梦想。

从那以后，他每天匆匆忙忙地来到御膳房，为了多挣钱，也不像以前那么兴高采烈地哼小曲吹口哨了，平时只是埋头拼命地干活，一点儿也没有注意到国王正在悄悄地观察他。

国王看到原本快乐的厨子心情变得如此沮丧，就十分不解。就问宰相："他已经得到那么多金币，应该比以前更快乐才对，可为何会这样？"

宰相对国王说："陛下，你现在看到的厨子就是99一族中的成员了。他们拥有很多，但是他们总把生活中顺心的一面当成理所应当而毫不珍惜，却把目光都投注在那个不顺心的'1'上，于是觉得生活只是充满了不如意的事情，结果抹杀了那99的快乐。他们心里只想着那个毫无任何意义的'1'，不惜付出失去快乐的代价，这就是99一族。"

这个故事告诉我们，很多时候我们在现实面前感受到的无望和不情愿，只是因为我们将眼光全部集中在了那个缺少的"1"上。生活毕竟不是童话故事，不存在百分之百的圆满，总免不了有不情愿的现实需要被我们所接受。

如果我们不能将目光从这些不情愿中解放出来，那么就只能是为了不存在的"1"而白白耗费心血。

人生在世，谁都希望过得洒脱、过得自由、过得满足。可是这世界上不存在完全的洒脱、自由、满足。拥有了闲云野鹤的恬淡，就意味着放弃奢华光鲜的生活；拥有了功成名就的事业，往往就要牺牲属于家庭的时间；拥有了众人的关注和瞩目，也就不得不失去隐私和自由……我们的人生都是在不断的选择中度过的，如果只看失去的那一面，那么谁的人生都是一片黯淡。

这个世界就是有这么多的无奈：一年没见的孩子从国外回来，你却偏偏被安排出差；工作最忙的日子，感冒却不期而至；好不容易做好的企划案存在电脑里，电脑却突然出了问题……这些琐事每天都在纠缠着我们。还有明明希望成为一名记者，却被父母逼着学了理工科；明明和男女朋友已经到了谈婚论嫁的地步，却遭到对方父母反对；明明好不容易才在大城市扎稳了脚跟，却因为母亲生病不得不回到家乡……这些改变我们一生命运的大事，我们也常常无能为力。于是我们将一切的失败、不如意、挫折统统都紧紧抱着怀里，时刻提醒自己："我时运不济。"结果，每一件事都变得更加让人沮丧，每一个人都仿佛面目可憎。

你应该去问问那些成功者、那些乐观者，他们是否真的就万事如意，真的就不曾撞上过现实冰冷的高墙？

多少成功的医生，曾梦想过做画家、做演员；多少在小城市幸福生活笑容洋溢的人，曾沉迷于大都市的霓虹闪烁；多少伴侣和睦、子女孝顺的人，曾经历过另一段不成功的感情……不同的是，当现实到来后，他们没有为了那不存在的"1"郁郁寡欢，而是主动地将现实接受下来，从那拥有的"99"为起步，一砖一瓦地构筑起他们的未来、他们的成功、他们的幸福。

很多时候，现实是不容我们改变的，然而对于这样的现实，是对着它郁郁不乐垂头丧气，让它成为吞噬心灵的毒药，还是接受它，并在这现实的土壤中结出芬芳的果实，却是我们可以做出的选择。

请记住，你不能阻止抛向你的石头，但是你可以用这些石头建筑起你成功的基石。

职场像赛场，不得不在压力下奔跑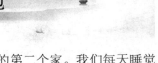

对于职场中人来说，我们的办公室就像自己的第二个家。我们每天睡觉之外的大部分时间都在这里度过，我们人生的成功也要通过职场的成就得以达成。因此，我们生活的快乐与否很大程度上是由职场的境况所决定的。

然而职场却不是一个可以轻松容身的地方。对于大公司来说，人才不断涌入，技术不断更新，每一个职员都面临着"逆水行舟，不进则退"的巨大压力。对于小公司来说，为了谋求生存和发展，不得不充分利用自己有限的人力、物力资源以求利益的最大化，每一个员工也就在这个过程中被压上了沉重的担子。

可以说，在职场中没人是轻松的。职场就像赛跑，无论是初入职场的菜鸟，还是手握公司发展大权的领导，每个人都是在重压之下向前奔跑。

一天八个小时，甚至因为加班而变得更长，都在这种压力之下，还不得不时刻准备好应对脾气暴躁的老板、难以沟通的同事、偷懒耍滑的下属、挑剔苛刻的客户……久而久之，人就像一只被拉展了太久的橡皮筋一样，变得硬挺挺、干巴巴，失去了应有的弹性，对生活和工作也都失去了耐心与热情。

厌恶上班，这几乎是如今大部分白领的通病，一到周末就欢呼雀跃，一到周一就垂头丧气。

工作压力过大，工作仅仅是一种被迫的谋生手段，而不是一份让人愉快的事业。

今年30岁的李梅毕业于某重点大学，在某著名广告公司做高级策划人员，年薪10万。周围朋友都羡慕她的高薪以及体面的工作。但是，她面临的压力也是极大的，不时会因为工作失眠、焦虑。

原来，她所在的公司虽然在广告行业中有较高的知名度，但是，规模却不算很大。为了扩大公司的规模与影响力，每天、每月、每季度都要选用大批的优秀人才加入，而且选用的人大多都是高学历、高能力的人才。在学历上，大部分员工都是本专业的研究生，而且还有十分丰富的工作经验。随着优秀人才的不断加入，公司也逐渐在淘汰一批工作业绩不好的员工。这让本科毕业的李梅产生了极大的危机感，生怕自己出一点儿差错。为了不被公司淘汰，在工作上她严格要求自己，同时还利用业余时间去给自己充电。有时候，为了将一个策划方案做得更加完美，她要花费大量的时间去准备，经常熬夜、加班，很晚了，还要复习备考。工作与学习几乎占据了她所有的时间。这样一来，她也没有精力再去照顾孩子了。对此，丈夫不时会抱怨她。

近几年来，李梅感觉自己的压力越来越大，工作任务重，又加上学习、考试，她觉得自己都吃不消了，对工作也丧失了激情。

她想辞掉工作，好好休整一下，但是，一想到儿子刚上幼儿园，家中的积蓄不多，丈夫收入又不高，便很快就又打消了这个念头。面对如此激烈的竞争，她不知道如何是好。

为什么人人每天都要面对工作给我们的身心带来如此大的压力和抗拒感呢？形成这种心理状态的原因主要来自以下几方面：

1.成就感缺乏

这个世界上绝大部分的工作都包含着大量重复和琐碎的内容，而挑战性、创造性、可以带给人新鲜感与成就感的内容则往往相对缺乏。因此，当初入职场的新鲜感和激情期过去，剩下的往往就是日复一日机械地完成交到自己手里的任务，这种消极的状态自然很容易让人产生厌烦心理，进而造成对工作的厌倦情绪。带着这种消极情绪工作，难免效率低下，让人身心疲倦。

2.被认可感缺乏

在工作中，来自上司、同事、下属、客户等方面的认可可以给我们带来愉悦，成为我们积极主动工作的动力；如果缺乏这种认可，我们的自我意识很可能就会因此产生危机。尤其在员工众多的大型企业中，如果长期得不到认可和表扬，我们很容易产生自己就像一只工蚁一样无足轻重的沮丧感。这种感觉会让我们质疑自己的价值，否定自己付出的意义，对于工作更是难以投入。

3.工作负荷过重

在现代快节奏、高压力的大环境下，每一个企业在谋取生存和发展的过程中都承担着巨大的压力，而这种压力具体到每一个员工身上，就表现为高强度的工作要求，迫使员工不得不拿出百分之百的精力才能完成工作，甚至不得不长时间地进行加班。还有些员工因为渴求成功和被认可，而主动地给自己增加了过多的责任，结果让自己不堪重负，最终影响了工作的心情和工作的质量。

4.拖延成习惯

现在社会上有一个热词——拖延症，指的是非必要、后果有害的推迟行为。这种行为模式在现代人的生活中相当普遍。在平时的工作中，许多人都有爱拖拉的毛病，对于不需要马上完成的任务，或者是要执行的任务，人们总会习惯于在最后的期限即将到来时，才急于努力去完成。在工作中，有的人爱拖延是因为总会抱着"用最后时间也是可以完成任务"的侥幸心理，认为自己在时间紧迫的情况下，效率才能更高。而这种侥幸心理会让他们产生一种负罪感，这种负罪感会给人们带来无尽的折磨，使人们陷入一种焦灼的状态，而这种焦灼的状态又反过来耽误了人们开始动手完成任务的时间。可以说，这是一个恶性循环的过程。

5.人事变动

人事变动带来的压力包含两个方面，一个是自己职位的变动，一个是他人职位的变动。

人的安全感往往来自一个相对稳定的外部环境，一旦外部环境发生改变，人就需要重新建立起安全感，而这个过程中，人要承受比平日更大的压力。

自己的职位发生变动时，之前稳定的安全感就被打破。对于降职，每个人都会感到压力倍增；即使是升迁，也会产生一种"大家都等着看我表现"的感觉，从而给自己增添很多原先没有的压力。

他人的职位变化也会引起我们的一系列心理活动，如果上司换了新人，那么为了重新建立起和上司有效的合作模式，自然会有压力；如果是同级得到升迁或降职，那么我们自己也很容易产生"我也要设法升迁"或是"我要小心不要也被降职"的心理活动，而自然产生相伴而来的压力；即使是下属的人事变动，也会影响到我们长期以来建立起的安全感，压力也就随之而生了。

6.对升迁的渴求

每个职场中人都希望可以步步高升飞黄腾达，然而这种渴求必须通过不懈的努力才能实现。现实中，为了得到升职的机会，一些员工过于勉强自己，工作加班、业余时间充电、考证。然而他们却享受不到自我充实的快乐，只是一心渴望着这些努力都化成升职这一具体的回报。而一旦不能得到这样的回报，他们就会感到挫折、压抑，产生抑郁情绪。

7.面对公众的压力

绝大部分人在面对众人的目光时都会感受到不同程度的压力。有些人的工作恰恰需要经常性地当众发言、做展示、做报告，对于害怕当众发言的人来说，这样的压力使得工作几乎令他们难以忍受。

职场中的压力是多方面的，想要调整好自己的心态，一方面是要搞清楚自己的主要压力来自何方，另一方面则是要在此基础上对自己的工作、思维方式进行调整。在追求事业成功的同时保证自己的休息时间，只有做到劳逸结合，才能拥有健康的身体和心理，才能真正追求到自己成功的人生。

工作氛围难以其乐融融

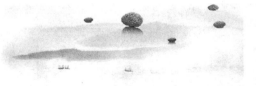

我们每天醒着的时间一多半都是在职场中度过的，如果职场中的人际关系不和谐，那么在办公室的每一分钟都变得分外难熬。

有一位研究院的优秀学者，46 岁，在一次演讲的时候，突然心脏破裂而死，经检验是因为过度劳累而死。消息一经传出，引起了大众的关注，大家都十分诧异。他那么优秀，做起工作来轻车熟路的，怎么会过劳死呢？这件事确实也引起了周围许多人的质疑。而通过对其家人与同事的调查，大家心头的那团挥之不去的疑云才最终消散。

据学者的家人介绍，他是一个急性子，就算平时没有什么要紧的事情，他吃饭走路的时候也是都是急匆匆的。他进取心很强，做事效率也挺高，总是习惯于用最短的时间做最多的事情。他本人对自己要求十分地苛刻，在家中根本无法容忍其他人的缺点，一看到家里的谁做事慢，就会大发脾气，这听起来让人觉得有些不可思议，但是事实确是如此。

在他的单位中，同事都说害怕他，不敢轻易与他合作。他看不习惯别人慢条斯理、不紧不慢的样子，对同事缺乏耐心。与他合作的同事一跟不上他的步伐，他就表现出一副心急如焚的样子。所以，大多数人都不愿意与他合作。他是一个自视清高的人，若是第一次和人见面就觉得这个人水平不行或是谈吐一般，他就会懒得和人家说话。这么多年下来，他与周围同事的关系一直处得很僵，他自己几乎也没有能说得上话的朋友。

综合一下他的性格与周围人的关系，家人也说他的内心其实一直都是十分孤独的。在其他人的眼中，他是一个有才华、有魅力的人，而他也正是因为自己的优秀，觉得别人都不如他，才会导致一直都在孤独中忍受寂寞之痛，才会出现在讲演中突然死亡的结局。

这位学者的死亡，和他不会处理人际关系有重要的联系。当然，对于一般职场人来说，人际关系并不至于造成死亡这样严重的后果。但是，职场中不良的人际关系会影响你的工作表现，并由此影响到你的工作前景，长此以往，很可能造成你的职场生涯的"死亡"。

那么，要怎么处理好职场的人际关系呢？

首先，和上司相处时，要做到以下几点：

1.明白上司的需要和意图

在工作中，有些人不太愿意和上司聊天，还不愿意上司批评自己，只希望上司能够理解自己，在工作上去支持自己，与自己合得来。殊不知，人际关系是需要用心去培养的，希望得到上司的理解与支持，首先就应该明白上司的需要和意图，然后再根据上司的需要和意思去改正自身的缺点，这样就很容易和上司达到步调一致。

2.利用轻松的场合淡化上司的敌意

每个上司都很在意自己的权威，即便是开明的上司也是十分地注重自己的权威的，都是希望得到下属的尊重。所以，当你与上司发生冲突后，最好要以最快的速度化解掉矛盾，让不愉快成为过去。这时候，你不妨在一些轻松的场合，比如会餐、联谊活动等，向上司问个好，敬杯酒，表示你对他的尊重。上司自会记在心里，排除或是淡化对你的敌意，同时也可以向别人展示你的修养与风度。

3.选择适合的方式与上司沟通

当工作压力太大时，你可以选择合适的方式与上司进行沟通交流。口头上的陈述可能会显得有点故意推托之嫌，你可以书面形式向他呈递工作时间安排与工作流程，让数据来说明你的工作量是有点太多了，让他相信，过多的工作只会令效率降低，工作完美程度也会下降。合理正确的沟通会令上司了解到你的需求，让他适当地调整你的工作量以及工作任务的完成时间，或者是选派其他的人来帮你分担一些任务。

4.学会观察，随机应变

每个人都有状态不好的时候，上司也是人，他有时状态不好，见什么都会烦。所以，在呈递工作成果时你最好要先观察一下他的状态，可以见机行事。

5.表达自己之前先做足功课

既然改变不了上司的行事风格，那就要努力地改变自己，不能让自己轻易地踏入重压的陷阱之中。你可以在上司布置工作时认真地做个记录，好记性不如烂笔头。你要尽力把每一项工作的方方面面都领会清楚，白纸黑字，桩桩件件都是自己的工作付出，上司如果再临时给你分派其他的任务，这些都可以为你证明，向上司展示自己到底有没有做事情。上司看到这些记录，就会明白你的辛苦与努力。

那么和同事相处又要注意什么呢？下面就是一些要点：

1.关注同事的优点

工作场所包含了各种性格的人，每个人都有自己的特性，如果你能找到同事的优点，自然就能够与他和谐共处。为此，你可以找出一张纸，将同事的优点列出来，就不会那么在意他们的缺点了。经常这样做，就会产生信任、欣赏和赞美，自觉会去营造一种相对和谐的合作环境了。

2.多为别人想，少以己度人

很多人不容易与别人建立和谐的人际关系。但是，其实只要做到多为别人着想，做事情的时候要多站在别人的立场上去想想，就可以知道别人真正需要什么、自己该如何去做了。

3.对传言切莫捕风捉影

将传言与现实情况分清楚，防止因听到传言就过度激动而使自己陷入紧张和兴奋之中，做出不友好的事情来。另外，也不要去过分地去关注他人，不要以自我为中心去判断事情。在没有任何根据的情况下，不要把事事都联系到自己身上。

4.与同事保持适当的距离

职场中的交往要与工作与生活截然分开来。在工作中尽自己最大努力，拿出自己的真诚来帮助同事，与同事保持良好的关系。在生活中坚持自己的原则，尽量不要和同事有过多的牵扯，这才是职场同事间应该保持的最佳距离。

5.不要随便乱开玩笑

在工作中，与同事之间开玩笑要注意场合、时机和环境。一般来说，在庄严、肃穆的场合最好不要与同事开玩笑，工作时间不能开玩笑，在公共场合和大庭广众之下，也尽量不要开玩笑；在非常时期，也尽量不要拿同事开玩笑，在公共传媒上开玩笑更是要慎之又慎。同事间的关系是十分敏感的，稍有不慎，就容易产生误解，给自己带来心理上的压力。

6.不要去说其他人的坏话

俗话说："隔墙有耳"，"好话不出门，坏话传千里"，在人际交往中，特别是在工作中，千万不可养成在背后说人是非的习惯。同时，还应该极力地避免谈论别人的隐私。

诚然，不良的人际关系会给我们的职场生活带来极大的困扰，但是如果掌握了正确的职场交往方式，那么我们就可以拥有一个其乐融融的工作氛围。

家不是"避风港"

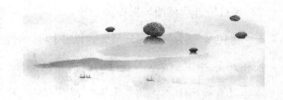

家，对于中国人来说，这个字意味了太多的东西。

家是狂风暴雨中的避风港，是长途跋涉后的休息处，是筋疲力尽后的加油站，是悲伤绝望时内心的支柱与力量。

家和万事兴。和睦的家庭意味着一天辛劳之后有一个地方可以让我们放下所有的压力、疲惫、不快、误解、烦闷等一切消极情绪，感受充满爱与理解，温暖与关怀；可以让我们在身心充分地放松和休息之后，第二天精神百倍地投入到工作和学习之中。

然而如果家庭失和，那么我们就像失去了根的浮萍、失去了港湾的船，只能随风而逝，随波逐流，再不能冲风破浪地向着成功和幸福前行。

人生说起来宏大，其实不过是一天天中的一件件小事所组成的。幸福的家庭，每一件小事都和顺美好、井井有条，人生自然也幸福顺遂；不幸的家庭，每一件小事都在引起矛盾、引发争吵。当争执成为生活的主旋律，家庭从"避风港"变为"角斗场"。家庭不幸福，人又哪有精力去应对工作？于是，人生也就整个都黯淡了起来。

我们认真学习、拼命工作、努力挣钱的最终目的是什么呢？仅仅是为了存款上的数字吗？当然不是。我们所希望通过这些付出最终得到的，是生活的幸福。而生活的幸福又一定和家庭的幸福联系在一起：温柔体贴的伴侣，懂事孝顺的孩子。如果拥有这些，即使工作上遇到挫折，我们也会更有勇气跨越它；如果夫妻不睦，或是孩子成绩不好又在外面惹是生非，那么即使工作上再顺利，恐怕心里也总是存着疙瘩。

有位著名的婚姻专家说："永远不要因为追求新的激情而去放弃自己的婚姻，除非你现在的婚姻真的是无法继续，否则你必然后悔。因为在这个世界上迁移成本最高的就是婚姻。"要知道，大多数的婚姻在维持三年后，其夫妻双方的爱情就会变成亲情，双方的热情也会变成默契、习惯、相濡以沫。亲情期的夫妻就好比是两只手，左手摸右手，一点感受也没有。但是，谁也离不了谁。而婚外情就像第三只手，感觉很好，但少了它也就没什么大不了了。一个人若是为了第三只手而断送婚姻，其付出的代价是惨痛的，会让人难以承受。更何况，新的爱情也最终也会演变为亲情。

婚姻生活是我们人生的重要组成部分，它大部分时间都是平淡无奇的，甚至也是十分单调乏味的，可是负责任的生活从来就是带着痛苦的，只要肯去忍受，去坚持，去调整，就能坚持获得天长地久的爱情，就能拥有幸福美满的婚姻。

夫妻关系是家庭和睦与否的一个重要方面，而另一方就是亲子关系。对于大部分中国人来说，自己奋斗的最终目的都是为了孩子，自己的一切辛苦和付出都是希望能给孩子创造一个最好的环境，让孩子能够健康顺利地长大，并有所作为。而如果孩子出现了问题，那么自己为止奋斗的一切也就没有了意义。

赵刚与妻子同在一家大公司工作，并且都是公司的高层领导。在别人的眼中，他们都是相当成功的。然而，他们自己却生活在痛苦之中。原来他们的儿子在学习上表现十分不好，平时非常淘气，总是要和同学打架，经常还会违反校规，不守纪律。对此，两个人也是束手无策，十分痛苦。

不久前，他们的儿子又在学校惹了祸，不仅与同学打架，而且还顶撞老师。学校通知他们说，如果他们的儿子依然不听管教，再次违反纪律的话，学校只能勒令他退学了。赵刚与妻子因此非常沮丧。他们自己也清楚，对孩子出现的问题他们也有不可推卸的责任。孩子很小的时候，他们都没有精力去照顾他，把他送给爷爷奶奶照顾，从小就被溺爱惯了，很是调皮。稍大一些后又让家里的保姆带，等孩子有自立能力的时候，就早早地将他送了寄宿学校。而且，在教育孩子的时候，他们总是会显得十分地苛刻，老觉得孩子这不行那也不行，胡乱对他加以指责。孩子稍大一些后就开始和他们对着干了，根本听不进去他们的话。

赵刚与妻子看到孩子这个样子，心中很是烦闷，不知道自己这么辛苦去赚钱究竟为了什么。更令他们感到无奈的是，他们已经做到了公司最高层的位置，根本丢不下手中的工作。手头的工作是不能停下来的。以前不管压力多大，他们都不会觉得烦躁，但是，现在一想到孩子的表现，就会感到心里有一块重重的大石头，不知道如何是好。

在竞争压力、工作压力都不断加大的当今社会，没有充分的精力顾及孩子的成长和教育是一个非常普遍的问题。然而这一问题绝对不容忽视，否则就是以孩子的未来为代价换取自己工作上暂时的顺利。孩子是一个家庭的希望和未来，不能处理好亲子关系，也就是给自己和整个家庭长久的幸福埋下了隐患。

家庭应该是我们释放压力的避风港，而如果不能处理好夫妻关系、亲子关系，那么家庭也可能成为另一重压力的来源。而当工作压力、生存压力、人际压力已经让一个人不堪重负时，不和睦的家庭很可能成为毁掉一个人的最后一根稻草。

别以牺牲家庭来换取事业，否则，失去的将是安宁和幸福。

亲人离世，难以承受的打击

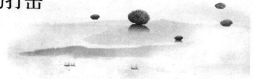

人的一生要面对许多的痛苦、不幸、无能为力的事情。而至亲之人的离世，就是其中最让人难以承受的一种。

曾经朝夕相伴、至亲至爱之人，曾一起一砖一瓦地建立起如今生活的根基，关于未来的一切规划里都有他的身影；曾陪着我们一起欢笑、一起痛苦、一起欣赏过美景、一起经历过痛苦的人，因无法改变的命运过早地离开我们。这样的打击，对于任何人来说都是难以负担的。

今年刚刚 33 岁的刘芳是一家传媒公司的高级管理人员，儿子在上小学，丈夫有一家自己的公司。他们本来是一个非常幸福的家庭，然而一件突如其来的事情让这一切发生了改变。

那一天，刘芳的丈夫跟公司的客户一起去外面旅游，平时身体没什么大问题的他，没想到在爬山的过程中，突然就摔倒了，而后就再也没能起来。当他被送到医院时，医生说他因急性心脏病发作而死。妻子刘芳听到这个噩耗后，一下子惊呆了。她无论如何也不能相信刚刚三十多岁的丈夫会突然离自己而去，但是事实却已摆在眼前。她当时觉得自己的天就像塌了一样，自己的生命突然也变得黯淡了，根本接受不了这样的事实。但是，再怎么悲哀，日子还得过下去，她在心里暗暗地安慰自己，千万不要悲伤，毕竟还有孩子。

事发过后，她表现得也异常坚强，面对亲人的离开，她把所有的痛苦都咽进了肚子中。周围的同事和朋友见到她总会对她重复："想开一点，别难过。"听到对别人善意的劝解，这让她原本平静的她心中反而又感到不安，压力特别大。她一下子又觉得自己是世界上最不幸运的人。以至于后来她也很少出门了，而且也经常请假在家休息。在家的时候，她一个人会在家整理丈夫的遗物，每当看着丈夫曾经用过的东西，和自己一起照的照片。她就十分难过。后来，她完全颓废了，只是每天躺在床上，脸也不洗，牙也不刷，蓬头垢面，心情沮丧到了极点。

中年丧偶，这是人的一生中所可能遇到的种种不幸中最为不幸的一种。相爱相伴、相互扶持的夫妻突然失去了另一半，原本幸福的三口之家也突然不再完整。面对这样的变故，要振作起来的确是太难了。家里的一切：对方用过的物品、穿过的衣服、旧日的照片、生活的痕迹……一切都在诉说着昔日的美好和今日的凄凉，会勾起着种种不幸的回忆。

除了心理上的痛苦，经济上的压力等现实问题也相伴随而生：未偿还完的房贷、车贷必须一个人负担；双方的老人要靠自己一个人赡养；孩子要靠自己一个人抚养……精神上和生活上的压力一起袭来，人自然就变得心力交瘁，变得苦不堪言。

是的，亲人的离去是我们无法阻止的，也是我们难以自我抚慰的伤痛。可是，生活仍在继续，我们还是要打起精神来问问自己：再这么痛苦下去，能给自己带来什么呢？

有些人觉得，如果太快地从失去亲人的伤痛中走出来，是对逝去亲人的背叛，是无情无义的做法。正是这样的观点，让他们在可以选择前进的时候没有迈开脚步，而使自己深深地沉溺在旧日的痛苦中。

杰西是个聪明的男孩子，半年前，他的外祖母去世了。外祖母在生前极其疼爱他，所以，小家伙很是伤心难过，无法排遣心中的忧伤，每天茶饭不思，更没有心思学习。

　　这种痛苦的状态已经持续了大半年，周围的人都说他是个重感情的好孩子，但是他的父母却极为着急，因为大半年时间里，他不肯好好吃饭，已经严重影响了他的健康。

　　他的父母也不知如何安慰他。有一次，小杰西的外公来到他们家，看到此情形，就决定要和他聊聊天。

　　"你为什么这么伤心呢？"外公问他。

　　"因为外祖母永远离开了我，她再也不会回来了。"他回答。

　　"那你还知道什么永远也不会回来了吗？"我问道。

　　"嗯……不知道。还有什么会永远不会回来的呢？"他答不上来，反问道。

　　"你所度过的所有的时间，以及这段时间中美好的事物，过去了就永远不会回来了。就像你的昨天过去，它就会变成永远的昨天，以后我们也无法再回到昨天，也不能弥补什么了；就像你的爸爸以前也和你一样小，如果他在你这么小的时候不愉快地玩耍，不好好学习，牢牢地为未来打好基础，就再也无法回去重新来一回了；也就如今天的太阳即将落下去，如果我们错过了今天的太阳，就再也找不回了……"

　　杰西是个十分聪明的孩子，听了外公的话后，他每天放学回家就会在家的院子里面看着太阳一寸寸地沉到地平线下面，就知道一天真的就这么过完了，虽然明天还会升起新的太阳，但是永远也不会有今天的太阳了。他懂得不再沉溺于过去的悲伤之中，而是振作起来，好好学习和生活，认真地把握住自己度过的每一个瞬间。

失去人生中原本属于自己的一部分，至亲之人的离世虽然让我们痛苦，但是生活还是要继续。如果不能调整自己，让自己从悲伤中走出来，那么除了白白断送自己的人生、让关心自己的人担心之外，什么也得不到。

自我调整说起来简单，但是要做到却不容易，面对亲人离世的打击，我们要怎么做才能让自己振作起来呢？

1.用责任压抑情绪

要知道，我们的生命是有多种关系、多种责任组成的一个立体的世界，虽然其中的一条线断了，但其他的责任依然继续存在着。比如对于丧偶的人来说，孩子是他生命的延续。爱人除了自己的事业外，其最大的愿望就是希望孩子健康成长，所以，你更应该振作起来，帮助爱人实现遗愿。

2.强迫自己换个环境

当身边的一切都唤起我们的回忆、勾起我们的伤痛时，换换环境也许是最简单有效的做法。但是对于沉溺在悲伤中的人来说，往往不肯走出这一步。这时候，就需要自己强迫自己，理智地选择自己应该做的，而不要沉浸在自己的悲痛中。记住，悲伤的时候，不要一味地将自己关在"壳子"中，要强迫自己出去走一走，去一些从未去过的地方，置身于一个更为广阔的空间中，就会感到这些痛苦根本不算什么。

3.为情绪找一个出口

在自己痛苦时，如果不及时地去宣泄一下，极容易引发更为严重的心理障碍。宣泄的方式是多种多样的，比如，你可以找朋友或心理医生倾诉，写怀念性的文章，看电影，面对无人的山水，大声地将心中的痛苦说出来或哭出来。宣泄后，尽快地调整自己的情绪，重整旗鼓，尽早开始另一段有意义的生活。

面对亲人的离去，痛苦和伤心都是正常而无法避免的，但是要懂得将这伤心和痛苦都控制在一个合理的范围内，否则就只能是伤害自己，也伤害那些依然爱着我们的人。

想要的太多，拥有的太少

"如果让我中五百万的大奖该多好，我就可以买大房子、买豪车、出国旅行"；"如果让我当领导该多好，我肯定会很有办法"；"如果我的孩子有那么听话该多好，我一定给他提供最好的条件"……

"如果"，我们每天的生活里都有太多个"如果"。在如今这个纷繁的社会，我们所希望的"如果"太多，可能这些"如果"能成真的却太少了。

我们都希望能拥有很多，尤其在如今这个物质丰富的社会，太多的诱惑紧紧抓着我们的眼球，橱窗里华丽奢侈的商品几乎是叫嚣着要我们把它们买下来，令人羡慕的身份和地位让我们充满着憧憬和渴望，不同的生活方式以各自绚烂的光芒吸引着我们……看得越多，想要的越多，就越觉得现实的贫乏和无情。

想要一块名牌手表，可是价格却承受不起；想要一顿烛光晚餐，可是却没有伴侣共度良辰；想要过一段悠然世外的恬淡日子，可是忙碌的工作却根本抽不出空来……看着别人满身名牌开着豪车，看着别人出双入对甜蜜恩爱，看着别人走遍世界轻松逍遥，越是这样的对比，越觉得自己拥有的那一点点东西太过可怜。

我们拥有的相比于我们所想要的而言实在太少了，这种鲜明的对比让人痛苦不堪。

可是真的是我们从来没有拥有过幸福吗？还是我们对于拥有的太过习惯了，一味地将目光盯在得不到的东西上，而忽视了我们拥有的珍宝呢？

来看这样一个故事。

从前有一座寺院，在拜佛门前的横梁上有只蜘蛛结了张网，由于每天都受到香火和虔诚的祭拜的熏托，蜘蛛便有了佛性。经过了五百多年后，蜘蛛的佛性大大地增进了。

这一天，佛陀光临了这座寺庙，趁香火甚旺之时，就问蜘蛛："我们今日相见总算是很有缘，看你在此修炼了这五百多年来，有什么真知灼见啊？"蜘蛛遇见佛陀很是高兴，连忙答应了。佛陀问道："世间什么才是最珍贵的？"蜘蛛想后，就回答道："世间最珍贵的东西是'得不到'和'已失去'。"佛陀点头后便离开了。

时间一天一天地过去了，这只蜘蛛一直在寺庙的横梁上加强修炼，转眼间又过了五百年，它的佛性大增。一日，佛陀又来到寺前，对蜘蛛说道："你可还好，五百年前那个问题，你可有什么更深的认识吗？"蜘蛛依然认为世间最珍贵的是'得不到'和'已失去'。佛陀摇头走开了，并对蜘蛛说："你的佛性没有进步，并没有达到我想要的境界，以后我还会再来找你的。"

五百年又过去了，有一天，忽然间刮起了大风，风将一滴甘露吹到了蜘蛛身上上。蜘蛛望着甘露，见它晶莹透亮，很漂亮，顿生喜爱之意。蜘蛛每天看着甘露很开心，它觉得这是一千五百年来最开心的日子了。有一天，大风又刮了起来，不料大风将这只甘露吹得不见踪影了。

在少了甘露的日子里，蜘蛛感到非常无聊。看到蜘蛛难过的样子，佛陀又问蜘蛛说："世间最珍贵的是什么？"蜘蛛想到了甘露，便对佛陀说："世间最珍贵的是'得不到'和'已失去'。"佛陀说："你还是没有改进悟性，就让你到人间走一趟吧。"

佛陀把蜘蛛投胎到一个做官的家庭，成了一个富家小姐，名唤蛛儿。佛陀赐予了她美丽的容貌。一日，皇帝决定在后花园为新科状元甘鹿举行庆功宴席，来了许多妙龄少女，其中还有蛛儿。席间甘鹿表演诗词歌赋，大献才艺，在席的姑娘们无不被他的才情所折倒。蛛儿知道这是佛陀赐予自己的姻缘。

等过了两天，佛陀便安排他们在寺院见面了。蛛儿与甘鹿在走廊上聊起了天。那日蛛儿很是开心，但甘鹿并没表现出对她的爱慕。蛛儿对甘鹿说："你不记得十六年前在寺庙中的事情了吗？"甘鹿感到很惊奇说："蛛儿姑娘，你的想象力未免太丰富了吧。"说罢，就离去了。

又过了两天，皇帝下了命令，命甘鹿与长风公主完婚，蛛儿与太子芝草完婚。这一消息对蛛儿来说如同晴天霹雳，她怎么也想不通，佛陀竟然这样对她。几日来，她不吃不喝。生命危在旦夕之时，太子芝草赶来了，对奄奄一息的蛛儿说："那日在后花园中我对你一见钟表情，于是就苦苦求父皇，他才答应。如果你离我而去了，那我活着还有何意义。"说着就拿起了宝剑自刎。

就在此时，佛陀出现了，对奄奄一息的蛛儿说："你可曾想过，甘露（甘鹿）是风（长风公主）带来的，最后也是风将它带走的。甘鹿是属于长风公主的，他对你不过是生命中的一段插曲。而太子芝草是当年寺庙门前的一棵小草，他看了你一千五百年，喜爱了你一千五百年，可是你从来没有低下头来看一看他。"

佛陀又将一千五百年前的话题问她："蜘蛛，如果我再问你，世间是最珍贵的是什么？"蜘蛛经历了人间大喜大悲后，终于一下子大彻大悟了。她对佛陀说："世间最珍贵的不是'得不到'和'已失去'，而是现在能把握的幸福。"于是，她与太子走上了幸福的道路。

其实现实中也大抵如是。我们总是想要的太多，却忽视了我们拥有的真实的幸福。造成我们不幸福的，不是我们拥有的太少，而是我们对于拥有的幸福的忽视。

其实，只要懂得珍惜拥有，那么我们的心，就能平静很多、幸福很多。

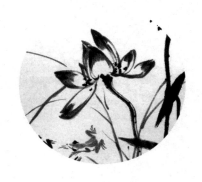

第三章／后果之殇

倦怠的身心在痛苦中煎熬

人们最容易犯的一个错误，就是透支未来的健康来换取眼前一时的成就。我们往往知道如果不完成今天的工作，明天会有什么后果，却没想过让自己长期沉溺在这样高压、疲倦的环境下，未来会有什么后果。事实上，我们过去对于自己身心健康的忽视所造成的结果，现在已经慢慢体现在我们每一天的生活中了。而我们需要做的，就是从今天开始改变它。

三十岁的人，却有着六十岁的心

不知从什么时候开始，倦怠感早已成为生活的常态。

每天早上睁开眼睛，最先感到的不是倾泻而入的阳光，不是全新一天的喜悦，而是四面八方涌来的压力：孩子的早餐还等着自己做，出门又要挤那人满为患的地铁，昨天的工作还没有完成，那个挑剔的客户又要给自己找麻烦了……

曾经那个每天睁开眼睛就迫不及待地起床，急切地想要在人生舞台上做出一番事业的自己不知什么时候已经彻底消失了。仔细想想那些心怀梦想的日子，似乎还是在校园中读书时的事情。

不知道什么时候开始不想再奋斗，不愿再接受任何挑战，不愿当承担任何风险了。只想安安逸逸地混完八个小时的工作时间，能早点窝在沙发上看看电视，或是坐在电脑前刷刷网页。

每天都在盼着下班、盼着周末、盼着假期，可是休假的日子真的到来了，却也没激情去做点什么特别的事情。

安逸就好，不要麻烦就好。宁愿拿着电视遥控器从头到尾、从尾到头地一遍遍搜寻一个勉强可以打发时间的节目，也不愿意用这时间去充实一下自己，或是享受一下生活，或是陪伴一下家人。

老同学提供了一个前途无限的新的工作机会。可是想想接受这个机会就意味着放弃自己已经做惯了的工作，一切从头开始打拼，更别提还有风险。

再想想自己已经三十多岁了，有了家庭和孩子，日子也还过得去，既然如此，又何必再去奋斗什么呢。于是拒绝了。

朋友们邀请假期一起去徒步登山。可是想想一大群人闹哄哄、累呼呼地爬山有什么意思呢，何况还可能遇到什么意外情况。再想想如果答应还得去买一堆登山用品，更是觉得太过麻烦。好不容易才有的休息日，宁愿在家睡大觉或是玩玩电脑。于是拒绝了。

亲戚送了健身卡，觉得麻烦，于是转送给了别人；孩子希望去公园，觉得麻烦，给他些零花钱让他去找朋友玩；单位组织文娱活动，觉得麻烦，于是找个借口推脱过去；妻子希望陪她逛街，觉得麻烦，于是抱怨一番："我每天的事情已经很累了……"

可是想想，好像自己用"已经很累"拒绝了每一件事情，却从没有投入、专注地去做任何一件事，这"累"却不知从何而来。

自己明明拥有着三十岁的身体，却仿佛装了一颗六十岁的心。

在美国有一位老妇人，丈夫在她60岁的时候突然去世了。当她正沉浸在丧夫之痛中时，接下来接二连三的打击更是让她崩溃：首先是她的几个子女为遗产继承问题闹得不可开交，而且相互之间还大打出手。接着是丈夫生前倾尽全力经营的公司宣告破产。为了还债，她不得不卖掉房子以及家中所有值钱的东西。这一系列的不幸，使她早已无法承受，她不知道今后的路自己能否坚持走下去。

于是，她整天郁郁寡欢，不停地在心中叨念着："我已经60岁了，我已经60岁了！"谁都清楚，她是在为自己的未来担心。

她想重新到外面找一份工作，但是当这个念头冒出来的时候，她自己都震惊了：谁会雇佣一个老妇人呢；即便有人愿意，一个60岁的老妇人能干些什么呢；即便是能做些简单的活，但是谁又能相信她，给他提供工作的机会呢？

她不停地担心别人嫌她老，担心别人嫌她动作迟缓，担心自己无法承受别人要求的工作强度……这一系列的担心更让她怀念过去，怀念丈夫在世的岁月。由怀念而生悲痛，她又重新陷入丧夫的阴影中不能自拔，久而久之，贫穷、寂寞、疾病等等全部都被她请进了门。

她不得不选择住院，医生了解到她的情况后，就对她说："你的病情太严重了，需要长期的住院治疗。但是你又没钱……我看这样吧，从现在开始，你可以在本院做零工，以赚取你的医疗费用。"

她就问道："我能够做什么呢？"医生说："你就每天打扫病人的房间吧！"

于是，她开始手握扫帚，每天不停地忙碌着。慢慢地，她的内心就恢复了平静：反正没有比这更好的活法了，而且就目前的情况来说，自己似乎根本别无选择。她开始不停地忙碌起来，每踏进一间病房，她就开始目睹一次他人的病痛与灾难，心也就开始豁亮一次，因为她觉得自己是所有病人当中情况最好的。渐渐地，她也不再担心什么，因为实在太忙碌了。对她来说，担心反倒成了一种极为奢侈的情绪，因为它需要闲暇。

她在保洁员的岗位上做了三年。由于经常接触病人，她对病人的心理了如指掌。三年后，她就被院方聘为心理咨询师。疾病、寂寞早已离她而去，贫穷也开始向她挥手告别，她觉得自己的新的人生要开始了。

72岁那年，她已经掌控了这家医院的51%的股份。她的办公室的墙上有这么一句话："昨天的痛，已经承受过了，有必要反复去兑现吗？明天的痛，尚未到来，有必要提前结算吗？只要肯用行动充实生命中的每一个'今天'，勇敢向前，机会就在柳暗花明间。"

这位六十岁的妇人尚能通过行动充实自己的生活，改变自己的心态，相比较之下，二十岁、三十岁、四十岁的我们不是更应该反思自己吗？

我们拥有的比故事中的这位妇人多太多了，我们拥有年轻、更好的身体和精力，我们有家庭、有工作、有相亲相爱的亲人。可是我们对于拥有的这些却没有百分之百的感激，只是一再地觉得麻烦、感到倦怠。

是的，也许我们承担着比故事中这位六十岁的妇人更多的压力：我们有老人要赡养，有孩子要抚养，有房贷要偿还，还要担心自己这一生是否能混出个名堂来。这些压力让我们的心疲惫不堪。

可是面对这些压力，除了抱怨、消极和嫌麻烦外，你做过什么来改变自己的境况吗？你积极地用行动来充实自己的生命了吗？你主动地激发过自己本该拥有的豪情和勇气了吗？你自主地选择一些方式来释放和缓解压力了吗？没有。你只是任压力在心上越积越重，让自己不堪重负，让自己所有的行动力都被压成一摊软泥。

就这样，三十岁的身体，却有了六十岁的心。

生活在这个社会之中，外界的环境你改变不了，压力也是必然存在的。然而你可以选择：是被压力压成一个早衰的人，从三十岁就开始一点点地消磨自己的残年，还是挺起胸膛，以积极的态度和切实的行动来让自己的人生依然充满希望。

从明天开始，在早上睁开眼睛的时候，告诉自己这是一个充满着无限可能的崭新一天，不要再让六十岁的倦怠感占领你三十岁的人生。

缺乏活力的生命，宛如行尸走肉

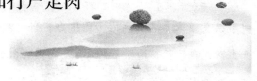

"累死了。"这似乎成了现代都市人日日挂在嘴边的一句话。繁重的工作、巨大的生存压力、琐碎的家庭琐事、复杂的人际关系……所有的一切加在一起，使得生活中最小的一点不顺心都可能成为压倒我们的最后一根稻草。

闹钟、打卡钟、地铁关门的警报声……这些冰冷的声音将我们一天的生活分成冷冰冰的碎片。每天准时起床，吃差不多的早餐，乘同一班车，坐在同一张桌子前面，处理同样让人烦躁的公务，同样的时间下班，去同样的菜场，买差不多的食材，做差不多的晚饭，在差不多的时间睡觉，等待下一个差不多的一天到来。

不知从什么时候开始，我们的生活已经完全陷入了一个没有出口的令人无望的循环之中。我们似乎不是在自主地生活着，而是被绑在一口名为"生活"的石磨上，麻木地一圈圈地转着、转着……生命的活力和激情早已远离了我们。我们的心灵在这种无望的循环里渐渐干枯，甚至死去了。只留下我们的身体，行尸走肉地完成着这差不多的人生，一直到进入坟墓为止。

一位专栏作家曾这样描述过一个普通上班族的一天：

早上 7 点钟，闹铃声响起。然后开始起床忙碌：洗漱，穿上职业套装。然后开始吃早餐，之后随手抓起水杯和工作包，急急忙忙跳进汽车，接受每天被称为上班高峰时间的煎熬。

从上午9点到下午5点工作，工作中装得忙忙碌碌，极力掩饰错误，微笑着接受着来自各方面的工作压力。当"重组"或"裁员"的斧头落在别人头上时，自己长长地松了一口气。然后再扛起额外增加的工作，不断地看表，并不断地与内心的良知做斗争，行动上却和老板保持一致，脸上时刻要挂满假意的微笑。

下午5点后，坐进车里，行驶在回家的高速公路上。开始与家人或好友相处。吃饭，聊天、看电视。

10点钟开始睡觉，以防明天因迟到被罚当月奖金。

文中所描写这种机械、无趣的生活离我们其实并不遥远，很多人都与上述这位上班族一样，每天都在一片大脑空白中忙碌着，置身于一件件做不完的琐事与想不到尽头的杂念中，整天都在忙忙碌碌，丝毫体验不到生活的任何乐趣。

晓艳在一家外企工作。4年中，她一直都是领导眼中的好员工，工作负责认真、任劳任怨。然而，就在最近，她觉得自己快要崩溃了，甚至觉得再继续工作下去会疯掉。

为什么会这样呢？4年前，晓艳得到了来这家外企工作的机会，由于机会难得，她非常珍惜，只要是工作上的事情，她都事无巨细、一丝不苟。由于工作非常繁忙，所以她经常加班熬夜。有时候，工作任务太重，她还会为此而号啕大哭。

外企的待遇很高，在很多人的眼中，外企似乎是打工者的天堂。然而，待遇高了，付出肯定是多的。如果不懂得提高自己的工作效率，分不清事情的轻重缓急，自然会被工作所累。

为了保住自己的工作，晓艳只好没日没夜地加班。这样的生活持续了四年，晓艳越来越累，一想到工作就会头痛。而且生活也越来越单调，没了爱好，没了朋友，没了乐趣，她都快要崩溃了。

工作对于她来说只能是疲于应付。主管每次派给她什么工作，她只管埋头苦干，从来没有思考过自己的人生理想是什么、目标是什么。而她现在总问自己：这样的生活，什么时候才是解脱？

为什么要这样生活呢？

也许很多人会说：如果可以，我也不想过这样的日子，但是我别无选择。我有家庭需要供养，孩子需要抚养，父母需要赡养。为此，我不得不承担巨大的工作和生存压力。这些压抑已经让我筋疲力尽了，我哪里还有心情和精力去体会生活的美妙呢。

是的，压力是存在的，这是我们无法否认，也逃避不开的事实。但是，压榨掉我们所有鲜活的血液，只给我们留下空壳般生活的元凶，真的只是客观存在的压力吗？

放假时，看到上司带着家人去欧洲旅行，你说那是因为他挣得比我多；下班后，听说下属去健身房运动，你说那是因为他工作没我累；工作时，有新来同事提出全新的理念和方案，你说那是因为他还是职场新人，很快就会得过且过了。

得过且过，这就是如今你的生活态度。"累"和"压力"成为你给自己心灵上惯性的懒惰所找的借口。事实上，上司的工作压力比你更大，比你更累；下属赚得比你更少，生活的压力也更沉重；同事和你处在同样的境况下，但因为懂得管理压力，化压力为动力，所以可以不断积极地行动着。

压力是客观的，但它不是你放弃生活的理由。

托妮·莫里森是美国著名黑人女作家，1993 年获得诺贝尔文学奖。莫里森小时候，家境贫寒，她从 12 岁开始，每天放学以后，都要打几个小时的零工，十分辛苦。

一天，她因为工作的事情跟父亲发了几句牢骚。父亲听后严厉地对她说："听着，你并不是在那儿生活。你生活在这儿，在家里，和你的亲人在一起。在那里，你只管干活就行了，然后拿着钱回家来。"

此后，莫里森又为形形色色的人工作过：有的人很聪明，有的人很愚蠢；有的心胸宽广，有的小肚鸡肠。可是，莫里森却再没有抱怨过。

一个打零工的十二岁女孩都能掌控好自己的心，不放弃自己的生活，难道我们应该为压力而放弃自己的活力吗？仔细想想：这个世界上本来就没有完美的事物，工作也好，生活也罢，都不可能都尽如人意。有时候，并不是因为外界环境不好，问题出在人自己的身上。如果你总是一味消极地对待客观环境，而不是发自内心地去打起精神积极应对，乐观地寻找生活的美好之处，那势必就会感到厌烦，进而心生厌倦，久而久之，就在这种厌倦的情绪中丧失了自己的激情与活力。

相反，如果我们主动调节自己的思想，小心地保护好我们激情和活力的火苗，那么即使生活平淡无奇、即使环境压力再大，我们也依然能获得成功的事业和快意的人生。

得过且过地活着，早没了上进心

在赛场上驰骋的马儿总希望着能跑得更快一点，而拉着破车的老牛却只晃晃悠悠，等待着休息的时间到来。

在生活中，你又是哪种状态呢？是风驰电掣、不断上进的骏马，还是那拉车的老牛？恐怕对于大部分饱受心理疲劳折磨的都市人来说，答案都是前者。

每天都活得太辛苦、太枯燥、太累了。一天的工作、生活种种杂事就仿佛一辆破旧沉重的车一样套在身上。而我们一天的努力就是将这沉重的负荷再往前拉一点点。这样的日子周而复始，没有希望，没有乐趣，没有一丝一毫的成就感和愉悦感，仅仅是被"生存"这个鞭子抽打着，不得不一步步往前挪移着。

多少人都在这样生活着。就像一首歌中唱的："我曾经豪情万丈，归来却空空行囊。"如今这个"空空行囊"不是我们的箱子，而是我们的心、我们的灵魂。我们昔日充满内心的对于生活与事业的无限的憧憬、斑斓的梦想、美好的期许，早就变成了灰色的雾霾，空空荡荡，却又透不进阳光。

当一天和尚撞一天钟、得过且过，这是多少人如今的生活状态。对于工作没有热情，只是单纯为了挣够生活的花销；然而对于生活也同样没有丝毫的兴趣，看到别人运动、健身、减肥，变得健康又苗条，自己虽然也羡慕，却连一点改进生活的动力都没有。

如果真的有人来问："你为什么不做些改变？"回答大概会是："太忙

了"或是"太累了"。可是我们真的有那么忙、那么累吗？

如果仔细掐一下时间，睡觉 7 个小时、工作 8 个小时、上下班路上 2 个小时，还剩足足 7 个小时可以用来给家人筹备一桌丰盛的晚饭，用来跑步、运动，改善自己的身材和健康状况，用来学习、充电，改进自己的工作能力，用来读书、听音乐，改善自己的心情，放松紧张的精神。可是为什么我们还是毫无改变，还是除了疲劳一无所获呢？

也许我们缺乏的就是一点点上进心，一点点促使我们做出改变的动力。

相传，老子在经过函谷关时，将自己的专著《道德经》留在了当地的府衙之中。

有一天，一个年逾百岁、鹤发童颜的老翁到府中问他："先生，我听说你博学多才，因此，我有几个问题想请教你一番！"

老子同意了老翁的要求，于是，老翁问道："今年我 105 岁，大家都叫我老寿星。可是说实话，从小到大，我一直都游手好闲地度日。与我同龄的人都很有作为，他们都开垦了百亩沃田，但是到头来却还没有一席之地，建了几所房屋到最终却没有容身之地。而我虽然一生不稼不穑，却还能有五谷吃；虽然没有置过片砖只瓦，却仍然居住在能避风挡雨的房舍之中。"

说着，老翁露出了得意的笑容，说出了自己最想说的话："我现在是不是可以嘲笑他们忙忙碌碌劳作一生，最终却换来一个早逝命运呢？"

老翁想，这个问题应该可以难倒老子了。谁知，老子却微微一笑，对老翁说道："老先生，麻烦您帮我找来一块砖头与石头。"片刻，砖头和石头就被呈了上来。老子说道："如果现在让你从中选择一个，您是要砖头还是石头？"

老翁听罢哈哈大笑起来，最终指着砖头说："我当然是择取砖头了。"老子也跟着笑着，问道："你为什么选择砖头呢？"

　　老翁却不以为然地说："这还不简单吗？因为石头没棱又没角，取它何用呢？"

　　老子又转过身来问围观的其他的人："你们是要石头还是要砖头？"

　　"砖头，砖头！"大家异口同声地叫了起来。这时，老子却心平气和地说："那我再问问你，是石头的寿命长呢，还是砖头的寿命长呢？"

　　众人都不假思索地说："肯定是石头！"

　　这个时候，老子才慢慢说道："你也知道石头寿命长，可是为什么不选择寿命短的砖头？它们的区别，不过是有用和没用罢了。天地万物莫不如此，寿命虽短，于人于天都有益，天人皆择之，皆念之，短亦不短；寿虽长，于人于天无用，天人皆摒弃。"

　　老子如此的一番话，说得老翁顿时大窘，异常佩服老子对人生的理解。

　　人生短暂，若如石头般浑浑噩噩度过一生，就算寿命再长，到临终时除了叹息，还能留给自己什么？人需要给自己一点动力、一点上进心，并不是要逼迫自己做出什么惊天伟业来，而仅仅是为了给自己每天早上起床，找一个"闹铃吵醒了我"之外的理由。

　　很多人不愿意改变自己的生活，是害怕上进会让自己更加辛苦，但是目前得过且过的生活真的让人快乐吗？恐怕不会。看看我们身边的人就知道了，那些总是带着笑容、总是洋溢着喜悦的人，大多是对于生活所有追求的人。这种追求不一定是物质的丰富或事业的成功，也可能是身体的健康、家人的快乐。为了这些追求，他们认真地侍弄着自己的生活：每天抽出一个小时运动、认真地规划每一天的食谱来保证营养均衡、把握短暂的休息时间陪家人外出走走或是准备一个小小的惊喜……就是这些细微的小事，让他们的生活有了不一样的幸福。

累，是的。在现代都市快节奏、高压力的生存环境下，没有人能真正活得轻松，每个人或多或少都承受着身心的双重疲劳。然而那些能保持住上进之心的人是在生活的跑道上带着享受的心情奔驰，而那些得过且过的人却只是步履蹒跚地拉着一辆破车。

"把这一车的螺丝钉都旋出来！"这是工头给刚刚做旋车工的萨尔分派的任务。萨尔不停地旋着钉子，他感觉自己的一生都要消磨在这件琐事上了。他抱怨道："唉，做什么工作不好，为何偏偏来旋钉子呢？就算我这会儿把这堆螺丝钉都旋完了，待会儿还会有另一车堆在原来的地方，我还得像现在这样不停地旋啊旋！天呐，想想就觉得可怕！"听到萨尔的抱怨，在旁边的旋车上从事着同样工作的维特也深深地叹了一口气，对萨尔表示同情。他理解萨尔的心情，因为他也厌烦这份工作。

萨尔的心里顿时涌起了很多感慨："不喜欢做又怎么样呢？难道我去告诉工头，让我做这种简单的体力活就是大材小用，我要做更好的工作？"他能够想象得到，工头听到这番话后那轻蔑的表情。"或者，我干脆辞职算了，去找一份新工作？可是，现在找工作不容易，这份体力活也是费了很大劲才找到的。绝对不能轻易地辞职！难道就没有别的办法了吗？肯定有的！只要肯动脑子去想。"

想到这一点，萨尔琢磨出了一个好办法，能够让这个单调乏味的工作变得有趣——把工作当成游戏。萨尔对他的同伴说："维特，我们来进行比赛吧！你在你的旋机上磨钉子，把外面那层粗糙的东西磨下来，然后我们再把它们旋成一定的尺寸。我们看看，谁做得更快。如果你磨钉子磨烦了，那我们就换着做。"

维特同意了他的建议。于是，两个人开始了工作比赛。这个办法果真奏效，他们感觉工作起来并不像以前那么烦闷了，而且工作效率也大大提高了。不久之后，工头便给他们调换了一个较好的工作。最终，萨尔成了鲍耳文火车制造厂的厂长。

心态上的一点点改变，让原本枯燥痛苦的工作完全变了样子，也彻底改变了萨尔的人生。对于我们所厌倦的生活，其实也只需要这么一点点改变，就可以让我们笼罩着阴霾的心情晴朗起来。

让自己有一点上进心吧，不是为了追求成功或富贵，仅仅是为了给自己人生幸福的道路上，点起一盏明灯。

社交恐惧，对人际交往毫无信心

就在不久前，网上流传的一段话引起了广泛的共鸣："小时候，如果在我回家以后有朋友找我出去玩，我马上穿好衣服冲出家门；现在如果回家以后有朋友找我出去，我会觉得已经回家了，再出门太麻烦而拒绝朋友的邀约。"

这段话之所以能引起巨大的回应，就是因为这样的情形早已成为了现代都市人最普遍的生活状态。随着年岁的增长，我们愿意投注在人际交往上的热情和精力越来越少，对于和陌生人的交往我们感到的更多的是负担和恐惧。

我们是从什么时候开始变成了这样的呢？小时候有那么多的朋友、小伙伴，每天放学总是呼朋引伴地一大群人打球、踢毽子、捉迷藏，刚刚认识的人也总能很快打成一片，再也舍不得分开，即使偶尔吵架甚至打架，也能很快地和好。

可是如今，我们身边有了很多彼此彬彬有礼的熟人，我们相互尊敬却从不亲近；在这个大城市里，我们明明觉得孤单，却害怕和别人展开一段友情；我们明明渴望温暖、渴望爱情，可是遇到喜欢的女孩，却不敢去做进一步的接触。

我们在怕什么呢？我们自己也许也说不清楚。也许是长期的疲劳和麻木让我们失去了对于友情的信任与热情；也许是现代都市冷冰冰的人际关系让我们对于真情的存在产生了怀疑；也许是昔日感情上受过的伤痛让我们难以再主动迈出一步，向他人敞开心扉……总之，我们虽然渴望着爱与温暖，却又恐惧着感情上的投入和付出。

聪聪今年18岁了，可是仍然不能与人正常交往。他不能像正常孩子一样上下学，但这并不表明他是个笨孩子。聪聪思维敏捷，对建筑艺术特别感兴趣，整天画图、摆弄模型，但是所有的活动都是独自完成，从不与人交流。他就这样整天待在家里，一和陌生人说话就紧张。

心理医生试图与聪聪进行沟通，可是他仿佛没有看到医生似的，只管径自坐在沙发上，翘着两脚，忙着摆弄模型，连头也不抬。过了一会儿，他又丢下模型，开始画图，还跑到屋子外边用力敲窗户，似乎医生根本不存在。

最后，在医生的不懈努力下，他终于开口说话了，但是沟通并不顺利。他大声对医生说：“我要把你的衣服扒下来。”聪聪抬起眼睛望一眼，等着医生的反应。他好像并不觉得这样用词有什么不妥。但是这句话若是放在一般孩子上，就是没礼貌极了。但幸亏对方是心理医生，医生知道他只是希望自己脱下外套。

聪聪是个典型的自闭症患者。自闭症又称孤独症，它属于普遍性发育障碍，以严重孤独、缺乏情感反应、语言发育产生障碍、刻板重复动作和对环境奇特的反应为特征。自闭症通常在患者3岁以前就会表现出来，从婴儿期开始出现，一直延续到终身。由于健康的成人不会产生继发性的自闭症，几乎所有自闭症成人都是幼年发病的。

然而在现实社会中，大部分人即便不是自闭症患者，也好像整天将自己装在玻璃瓶子里一样，封闭自我，对外面的大千世界不闻不问。与其说他们不愿与人沟通，不如说是恐惧与人沟通。他们很少与人讲话，不是无话可说，而是害怕或讨厌与人交谈。他们只愿意与自己交谈，如写日记、撰文等。

可是他们喜欢孤独吗？并不是的，孤独也在折磨着他们的心。

美国一位心理学家曾进行过孤独对人体影响的实验。心理学家请应试者单独居住在一间完全与他人隔绝的小屋里，小屋里一应俱全，完全达到“坐享其成，睡享其福”的生活。一开始，被试者感觉坐享其成很舒服，可是没过多久，他便拼命敲打墙壁，要求重回“人间”。他的表情也不像一开始那么安详、快乐了，而是呈现出痴呆、麻木，动作的协调性和灵敏性大大降低，对他人保持距离，畏首畏尾等表现。

实验表明，一个人一旦脱离了社会群体，失去了社会交往的可能，处于孤独境地时则会产生一种不安全感和恐惧感，会对人的健康造成一定的威胁。

接着，研究人员对大量高血压病人进行调查，发现有七成以上的高血压患者的人际关系不好，经常处于紧张状态，特别是家庭不和睦、夫妻关系紧张。由此，世界卫生组织近年来一再强调，健康的标准不仅仅是不得病。一个真正健康的人，除了身体健康外，还必须包括心理健康及社会交往方面的健康。健康的新概念是在精神上、身体上和社会交往上保持健康状态。社会交往不仅是个人社会化及个性发展机制中的重要因素，而且也是人们保持个人健康、生命延续的基本需要之一。正是交往，让人们得以彼此交流感情，排遣孤寂，也正是交往使人增添积极乐观的情绪，产生幸福感与满足感。

既然他们也需要与人交往，那么，是什么样的情绪阻碍了他们迈出这一步呢？换句话说，社交恐惧的表现有哪些呢？

焦虑情绪

社交恐惧症患者会持续性或发作性出现莫名其妙的恐惧、害怕、紧张和不安。他们时常伴随有一种期待性的危险感，比如常感觉自己大祸临头，甚至有死亡的感受，即"濒死感"。社交恐惧症的患者经常担心自己会失去控制，可能突然昏倒或"发疯"，大部分还同时伴有忧郁症状，对目前、未来生活缺乏信心和乐趣；有时情绪激动，失去平衡，经常无故地发怒，与家人争吵，对什么事情都看不惯、不满意。

身体不适

社交恐惧症如果不加以调节的话，还会导致躯体的不适感。在疾病进展期通常伴有多种躯体症状：心悸、心慌、胸闷、气短、心前区不适或疼痛，心跳和呼吸次数加快，全身疲乏感，生活和工作能力下降，简单的日常家务工作变得困难不堪，无法胜任，如此症状反过来又加重患者的担忧、恐惧和焦虑。

精神不安

社交恐惧症患者经常表现为坐立不安、心神不定、搓手顿足、走来走去、小动作增多、注意力无法集中，可是患者自己也不知道为什么如此惶恐不安。伴随着这种精神症状，患者将更加自闭，更加恐惧与人交往。

人是社会性的，需要与他人交往合作，自我封闭只会孤立自己。调适自闭心理，可尝试多与人交往，不要拘泥于个人的小天地，患得患失，应自觉地把自己置于集体中，从丰富多彩的集体活动中寻求温暖和友谊。只要主动走出自己的小圈子，那么原先折磨自己的对于交往的恐惧以及孤独感带来的痛苦就都不翼而飞了。

自我厌恶，全盘否定自己人生的价值

现在，请先问自己两个问题：你喜欢现在的自己吗？你希望成为其他人吗？

对于这样的问题，恐怕有很多人的答案都是：是的。

人生如同一个巨大的舞台，我们每个人都在演绎着自己的悲欢。我们从出生时的一张白纸，到不断进行选择，不断付出、努力、收获，一步步才成为了如今的样子。在出生时，我们无法选择自己的身世和父母；而如今，专业、工作、家庭都是我们自己选择的，是我们亲手一点点雕刻出我们现在的样子，可是为什么我们却不喜欢自己的这件最伟大的作品呢？

让我们对自己不满意的地方太多了：从我们外在的身材、长相，到我们选择的工作、获得的收入，再到伴侣的不完美、不体谅……为什么别人天生漂亮又苗条，为什么别人轻松就能找到理想的工作，为什么别人的伴侣有钱又体贴……这些比较让我们陷在对自己人生的诘问中，渐渐地对自己也生出了厌恶。

是的，我们有太多理由厌恶自己了：不够努力、缺乏上进心、毫无行动力、别人可以在人群中谈笑风生，我们却连和异性开口交谈都觉得困难……我们的每一天都活在身心的疲惫之中，除了长长地叹一口气，似乎作不出任何改变。

于是我们越来越多地怀疑自己的价值，就像一首歌中唱的那样："是不是只有我的明天没有变得更好。"我们找不到自己生活的意义，我们也在生活中体会不到乐趣。生活，不过是靠活着的惯性活着。

伊东·布拉格是美国历史上第一位获得普利策奖的黑人记者，当同行采访他的时候，便询问他的获奖感受，他就在麦克风面向大家讲述了自己的经历：

"我是从过去的卑微中尝尽了苦头，才有了向前奋发的动力！

"在我很小的时候，家里非常贫穷，我父亲是个水手，他每年都来来回回地穿梭于大西洋的各个港口之中，尽管如此，挣的钱依然不够维持全家人的生活！在这样的处境中，我曾经异常地沮丧，因为我一直都认为，如我们地位如此卑微、贫穷的黑人是不可能有出息的。抱着这样的想法，我浑浑噩噩地混日子。上学，可想而知，成绩也好不到哪儿去。那时候我很讨厌自己，但是我却没有想过做出什么改变。

"有一次，父亲突然走过来对我说：'你现在长大了，应该带你出去见见

世面，我希望你的生活能与父母不同，能摆脱从前的贫穷而有所成就。'

"听了父亲的话，我就暗想：'我有成就？怎么可能呢？我不过只是个穷黑人的儿子！'

"尽管如此，我依然听从父亲的安排，随他一起去参观了大画家凡高的故居。

"在这间狭小的屋子中，我看见一张小木床，还有一双裂了口的皮鞋。我当时十分惊讶，这位著名画家的居室竟然是如此的简陋！我便问父亲：'凡高不是著名的画家，不是很有钱吗？他怎么会在这种地方住？'

"父亲对我说：'儿子，你错了，凡高也曾经是个十分贫穷的人，还没我们富裕，他甚至连妻子都娶不上，但是他依然没向贫困屈服！'

"这段经历使我对自己的以前的看法产生了疑惑，我想：自己是否也可以从过去的碌碌无为中摆脱出来，而有些出息呢？凡高不也是个穷人吗？

"第二年，父亲又带着我到了丹麦，我们游走于安徒生的故居之内，这里的环境比凡高的强不了多少，我就更为惊讶了，因为在安徒生的童话中，到处都是金碧辉煌的皇宫，我一直以为他与他书中塑造的人物一样，都生活在皇宫里。父亲看着我意味深长地说：'不，孩子，安徒生是个鞋匠的儿子。'直到这个时候，我们终于明白父亲为何要带我参观凡高和安徒生的故居，其实他是想告诉我：不要因为自己的出身现状就厌恶和否定自己，无论我们的现状如何卑微，丝毫也不影响我们往后成为一个有出息的人！"

无论是伊东·布拉格，还是凡高，抑或是安徒生，都向我们说明了一个简单的道理：无论我们现在是否喜欢自己，是否满足于自己的现状，我们都可以从现在开始，改变自己的命运。

在进行自我否定，在自我厌恶之前，不妨先问问自己：我足够努力了吗？

我们希望变美，却没有去运动、控制饮食，而是单纯地厌恶自己的身材；我们希望得到更好的工作，却没有去努力、奋斗，而是单纯地否定自己的事业；我们希望拥有更和睦的家庭，却没有主动为伴侣多考虑一些，而是单纯地挑剔着对方的种种不足……我们所有的梦想、追求、希冀带来的不是努力，不是行动，而仅仅是对自我、对现状的否定。

有句话说得好："每一个你所讨厌的现在，都有一个不够努力的曾经。"曾经的事情既然已经无法改变，那么现在看看镜子里的自己，问问自己"再过几年，我也同样不喜欢自己吗？"

如果你给自己的答案是否定的，那么你需要做的，就是从现在开始改变自己。

在开始改变之前，我们先要搞清楚，究竟我们的自我厌恶情绪是如何形成的：

1.未达成的自我预期

自我厌恶最初往往始于一件引发自己不喜欢自己的事情，这件事情常常与未完成的任务相关，并在之后逐渐形成了自我否定式的思维方式。而这种思维方式在最初的任务得到圆满解决之后依然存在。

比如你入职以后的第一份任务就出现了较大的差池，而在此之前你是非常有信心可以胜任这份工作的，那么这一次的失败就可能在你的潜意识里留下挫败感。而这种挫败感会在今后面对工作压力时跑出来，给你以"这次可能要失败了"的消极暗示。而一旦这种暗示长期相伴，那么久而久之，我们在面对工作时就会产生"别人都很轻松，只有我不行"的自我否定和自我厌恶情绪。

2.忽视自身的优点

喜欢自己并不是一件容易的事情，很多人一辈子都没能学好这门课。很重要的一点，就是我们忽略了自己的优点，却盯着自己的缺点不放。这种忽略并不是说我们意识不到自己具有这些优点，而是我们以消极的态度消减了这些优点的价值。

比如我们可以写得一手好字，但是我们认为字写得漂亮并没有任何实际价值，却羡慕那些会画画或是擅长歌唱的人。

3.过于在乎他人评价

过于在乎外界评价的人普遍有一个特点，就是对于好的评价，他们认为是理所当然，听过就过了，但是对于负面的评价，却往往耿耿于怀，难以平复。这种特质导致他们总是生活在负面的评价里，过多地接受负面的信息，从而形成了负面的思维习惯。

很常见的例子就是，当我们在网上发一张照片时，对于那些说"好"的，我们并不会特别兴奋，但是如果有一个"不好"，我们就很容易受到影响。

4.压力过大的客观环境

当我们的能力和我们所处的位置不相匹配时，我们就不可避免地长期处于"可能失败""太过困难"这样的消极情绪中，久而久之，我们自然对自己的能力生出怀疑，也就会引发自我厌恶情绪。如果是这种情况，就应该考虑换换环境，从而避免负面情绪的产生。

总之，自我否定和自我厌恶的来源是多方面的，我们要做的，就是找到我们自我厌恶情绪的来源。不要仅仅对现状的不满发发牢骚，应该从现在就开始行动起来，一步步改变自己的现状，就在这个过程中，我们就会发现，之前的厌恶情绪已经一点点远离我们了。

患得患失，在左右摇摆中丧失了自我

得到便会高兴，失去便会伤心，患得患失常常让我们陷入恐惧的深渊。等我们幡然醒悟之时，会发现我们再也经不起失去的打击。不要试图把已失去的理想化，忘记那些该忘记的，你才能从患得患失的阴影中走出来，从而悦纳生活赋予的一切。

那么，对失去的恐惧如何才能消失呢？假如你年轻时曾不可救药地爱上一个女生，并把她看作是生命中最重要与珍惜的人。然而你却时刻感到战战兢兢、如履薄冰，因为怕失去她，这就是对失去的一种恐惧。然而，几年后，她果然离开了你，奇怪的是，当你真正失去她以后，以前那种恐惧反而消失了。再如一个重病的亲人，我们害怕失去他，但是当他真的去了之后，我们就不需要害怕了，也许剩下的会是哀痛，但绝不会是恐惧。

那么我们当初为什么会害怕失去呢？这就要从人的本性来讲了。索取与生存是人的第一本性，而"希望得到"将是我们的愿望与趋向，失去本身就决定与人的愿望背离，所以我们害怕失去，越是重要，越是害怕。

哲学家叔本华说过一句话："患得患失是在痛苦与无聊、欲望与失望之间摇晃的钟摆，永远没有真正满足、真正幸福的一天。"患得患失是人生的精神枷锁，是附在人身上的挥之不去的阴影，使人们多出一些毫无意义的恐惧心理。但是，现代社会竞争的急速加剧，让患得患失的人越来越多，而那些从容不迫的人则越来越少。患得患失的人总是怕会失去什么，但其实他什么都得不到，因为什么都不想丢下，就什么都得不到。

患得患失就是对得失思考、忧虑得过多。比如在一个人的创业初期，往往会遇到一些困难，虽然处境艰难，但下决心的时候却十分痛快，因为他没有什么可失去的，因此也不会考虑那么多的问题。然而，一旦他取得了一些成就后，就容易变得犹疑不决、患得患失了。因为他手中已经拥有的来之不易，稍有疏忽，就会把这手中现有的东西都输掉。害怕失去的同时，又渴望更多地得到些什么，以至于最后翻来覆去地思考、犹豫，最后落得个得不偿失的结局。

那么，人为什么会患得患失呢？最重要的原因就是：美化失去的东西。萧伯纳曾说："你可曾知道，人类总是高估自己所没有的东西的价值。"渐渐地，人们便开始羡慕别人的生活，对自己所拥有的东西毫不在意，却对自己失去的东西耿耿于怀。于是，人们便开始惧怕失去。

那么，日常生活中，我们该怎样平衡这种恐惧心理呢？

1.满足自己的好奇心

人们之所以对那些失去的和得不到的东西恋恋不舍，有很大一部分原因是因为人的好奇心理，总觉得那些才是最珍贵的东西，以为没有得到或轻易失去，所以就没有办法看到事物的本身，而对于不了解的事物又会充满好奇。

在人的内心深处，总是想对陌生的事物一探究竟，于是便对与自己有些距离的东西充满遐想，从而将它们最大限度地理想化，于是充满无限憧憬，想要用毕生的精力去追求。在这样一种情境下，如果仍然无法得到，或得到了还没有好好珍惜就再次失去，就会产生失落感，甚至备感痛苦，于是耿耿于怀、念念难忘。

其实，这种好奇心理很容易满足。就是实际客观地去了解和感受一下你得不到或失去的东西，看它们对于你是否真的那么适合，看你得到后是否真的会感到那样满足。如果你能客观公正地去评价它，那么你就会发现，那件你渴望已久的东西，其实并不是那么美好。

2.珍视自己所拥有的

人们常说"身在福中不知福"，这个道理等同于"旁观者清，当局者迷"。有时候，人们会沉湎于对别人的艳羡中，从而难以感受到自己所拥有的东西同样美好。这使得当局者对于自己的幸福总是习以为常、难以体会，比如我们比别人拥有更加健康的身体，比如我们父母双全，可以尽享天伦之乐。

我们之所以忽略自己的幸福，就是因为我们正处于这种幸福之中。而当我们一心关注别人外在的一些优势时，殊不知，对方也正在羡慕着你所拥有的幸福呢。这样想来，我们对于那些失去的就没有什么可缅怀的，如此就更不用心生芥蒂，甚至患得患失了。

总而言之，人生的机遇变化非常之多，可谓难以预料、起伏难免，逃都逃不掉。如果你总是患得患失的话，终究会被淘汰出局，再也没有办法重登舞台。既然逃不掉，就不如大胆接受，这正是面对人生的一种能屈能伸的弹性，而这种弹性不但会为你的人生找到安顿之所，也会为你寻得再度绽放光芒的机会。

心里总有莫名其妙的恐惧

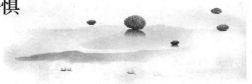

什么是恐惧？为何我们时常会感到恐惧，并被恐惧所折磨呢？其实，恐惧更多地表现为一种心理状态。所谓恐惧心理，即在真实或想象的危险中，深刻感受到的一种强烈而压抑的情感状态。恐惧主要表现为神经高度紧张，极度害怕，注意力无法集中，头脑常处于一片空白之中，易于冲动，不能作出正确判断，不能控制自己的情绪。

在现代生活中，压力让我们时刻处在恐惧之中：工作压力带来的对于无法胜任工作的恐惧、对上司责骂的恐惧、对被客户拒绝的恐惧、对失去工作的恐惧；生活压力带来对于人际交往的恐惧、对于不幸发生的恐惧、对于亲人让我们失望的恐惧……当恐惧在一个合理的范围内时，它就是我们天生的保护者；但是当这些无处不在的恐惧已经控制了我们的心灵时，恐惧也就成了我们最大的敌人。

事实上，没有人能够完全不怯懦或畏惧，哪怕是偶尔的懦弱胆小、畏缩不前，也是一种恐惧的表现形式。但如果你不加以节制，甚至放纵它成为一种习惯，它就会成为一种疾病，让你过于小心翼翼、犹豫不决。甚至在你心中还没有确定目标时，就已经含有恐惧的意味了，在稍有挫折时便退缩不前、悲观失望、自信心下降，不能充分发挥自己的才能，从而导致失败。

绿萍是一个喜欢安静的单身女孩。几年前，她家附近开始昼夜施工，建造电子商业城。一到了晚上，嘈杂的施工声音就格外刺耳，这让绿萍心慌意乱、心跳加速，甚至整夜难以入睡。时间长了，就是在白天听到敲打声，她也会感到心烦意乱。

一天雷雨交加，伴随着施工地传来的一声巨响，绿萍被吓了一跳。透过七层楼上的窗户，她看到下面一幢二层旧楼房将要倾倒，许多人正在冒雨搬木料进行修葺、支撑。突然间，绿萍感到自己家的房子也在晃动，心想：这下完了，楼要倒了！她感动非常恐惧，竟然慌张地躲到了床底下，直到外面停止了下雨。

从那以后，每逢雷雨，她就会极度恐惧，躲到角落里。有时候，她自己也觉得这样的恐惧是不应该的，但就是无法控制。

对此，专家认为，恐惧是人类最基本的情感之一，也是一种重要的心理反应。恐惧是人或多或少都会有的毛病。然而，恐惧的心理若不加以调节和克服，就容易像案例中的绿萍一样备受折磨，甚至演变为恐惧症。

要想克服恐惧，就必须学会客观地看待恐惧。首先我们不得不承认的一点就是，恐惧无时无刻不在我们的周围。比如，当我们独自走在黑夜里，恐惧之感就会油然而生；当我们潜入近海，就担心会不会遭到鲨鱼的攻击；当我们遭受挫折时，会产生"一朝被蛇咬十年怕井绳"的心理效应；当我们求职面试、公开演讲，以及当众推销，甚至结婚生子、亲友告别人世时，都会遭受恐惧的折磨……

恐惧如影随形，伴随着我们的一生。那么，我们究竟为何常常感到恐惧呢？很多人以为恐惧是由生理因素引起的，这种观点在某种情况下是正确的，但这并不能解释所有的恐惧。要知道，大多数的恐惧源自我们的内心。

有一个流浪汉在森林中迷了路。天色渐暗，眼看夜幕即将笼罩整片森林，黑暗的恐惧和危险，一步步逼近。流浪汉心里明白，黑夜下的森林是多么危险，稍不小心，就有掉入深坑或陷入泥沼的可能。除此之外，还有潜伏在黑暗角落里的饥饿野兽，他甚至能想象到它们正虎视眈眈地注意着他的一举一动。恐惧像一场狂风暴雨般席卷而来，侵袭着他。万籁俱寂，每走一步，对他来说都是一场生死的跨越。

就在这时，远方漆暗的夜空中，亮起了几颗微弱的星光，它们若隐若现，一闪一烁，似乎为他带来了一线光明。就在这微弱的星光下，流浪汉仿佛抓住了一根救命稻草，他发现不远处有一位同路人。流浪汉欢呼雀跃，急忙赶上前去，探寻走出森林的路。这位陌生人十分友善，立刻愉快地与他结伴而行。

就这样，他们互相搀扶着、摸索着前进，可没过多久，他发现这位陌生人其实与他一样迷茫。失望之余，流浪汉决定离开这位迷茫的伙伴，再一次回到自己的路线上来。不久之后，他又碰到第二个陌生人，这个陌生人说他拥有走出森林的地图。于是，他决定跟随这个新的向导，可不久之后，他终于发现这个陌生人是个自欺欺人的人，他的地图只不过是为了掩盖恐惧而自我欺骗的手段而已。

流浪汉又一次回到自己的路线上，他漫无目的地走着，一路的惊慌、迷茫、恐惧如影随形。就当他感到绝望的时候，无意中将手插入了自己的口袋里，竟发现了一张正确的地图。恐惧来源于内心，也消失于内心，流浪汉若有所悟，原来一路的恐惧只不过是自己吓自己，解除恐惧的魔咒竟然就在自己的身上。

我们不妨打个比方，比如驯兽师。在生性残暴、危险的狮子面前，任何人的恐惧都是一样的，因此大多数人无法做驯狮员，可这个职业并不是没有人做。那么成功成为驯狮员的人面临与他人同样的恐惧，究竟是怎样克服恐惧的呢？如果他们没有异于常人的生理构造，那就是具有强大的内心，是心理因素让他们克服了恐惧。

又如警察、探险家、搏击运动员等，这些人表示，虽然他们经常暴露在危险恐怖的环境中，但这并不代表他们不害怕。相反，他们承认自己的恐惧，但不同的是，他们并不会把恐惧当成一种怯懦，而是当成一笔财富，利用恐惧来锻炼自己的勇气，从而战胜恐惧，赢得成功。

这就说明，人人都会感到恐惧，只有那些懂得如何有效驾驭和控制恐惧的人，才能把恐惧变成有用的武器。只要我们掌握了这一心理秘诀，同样能够摆脱恐惧。那么，我们到底怎样驱除恐惧心理呢？

1.提高对事物的认知能力

很多时候，恐惧往往是缺乏科学根据的主观臆测造成的。很多令人恐惧的东西往往都是"杯弓蛇影"，不足为惧。这就要求我们学会用科学知识武装自己，提高对事物的认知能力，扩大认知视野。当我们认识到客观世界的某些规律，并能确立正确的目标判断时，就能提高预见力，对可能发生的各种变故做好充分的思想准备。这样一来，我们的心理承受能力就会大大增强，恐惧便不容易乘虚而入。

2.敢于直面恐惧源

面对令我们难以忍受的恐惧对象，我们的第一反应就是逃避，然而逃避并不能很好地战胜恐惧。这时，就要求我们勇敢地去面对恐惧，反复地接受恐惧的刺激，接触恐惧的目标，强迫自己逐渐适应这种刺激，这样才能逐渐消除恐惧。比如你害怕老鼠，不妨将老鼠的照片贴到显而易见的地方，强迫自己去注视它。等你将这一习惯顺利地保持下去后，再试着用简易的工具去戳照片上的老鼠，直到用手触摸而不再畏缩为止。这样，等你下次见到真正的老鼠时，便会很容易接受它，不受它的影响。

3.转移注意力

转移注意力并不是逃避，而类似一种瞬间转移术，当你真正感到恐惧的时候，会发现恐惧已经消失。比如，有的人恐惧打针，你可以在给他打针的时候，说一些让他关心的话题或让他看一件其他的东西，总之你的目的就是把他的注意力转移到别的事情上去，从而放松对打针的注意。等他感动疼痛或回到打针的问题上时，打针的过程已经结束，他也便恐惧不起来了。

恐惧在我们的生活中，常常以难以察觉的方式影响着我们。由于我们往往羞于承认恐惧，或听之任之，就会导致各种恐惧加重或很快蔓延到其他方面，从而严重地影响到我们的生活。事实上，我们最终并不是被恐惧的对象打败，而是被自己打败的，因为我们根本不了解恐惧。

在如今高压的生活之中，心存恐惧是一件普遍存在的事情，我们要学会的是正确地对待恐惧，战胜我们心里那些莫名其妙的恐惧，只有这样，我们才能拥有洒脱而豪迈的人生。

长期的焦虑，招来了名叫"疾病"的恶魔

抑郁症、失眠、神经衰弱、焦虑症……这些十来年前对于大多数人来说还闻所未闻的词汇如今早已为我们所熟知。而与这些词汇相伴的状态，也越来越频繁地出现在我们身边的人，甚至是我们自己身上。

因为焦虑而夜不能寐，因为失眠而倍加焦虑，这样的恶性循环对于现代人来说并不是什么遥远的画面。事实上，2006年中国6城市调查报告指出，普通成年人在一年内有过失眠的比例高达57%，其中53%症状超过一年。焦虑和失眠早已成为人们生活中的一个常态化现象。

焦虑摧残着我们的心灵，而失眠又带来身体上的疲倦，身心的共同失衡，久而久之，自然招来了缠身的疾病。

乔治是一位石油商人。有一次，他的运货员偷偷地扣下了公司给客户的石油，并把它卖给了第三方。此人的行为正好被一个自称是政府的稽查员发现并掌握到有力证据，于是准备检举乔治的公司。不过，那名稽查员同时对他进行暗示，说只要进行贿赂，就会让他过关。

乔治本来觉得这事与公司是没有关系的，完全是倒卖石油的员工的问题。但当时法律规定："公司应该为员工行为负责。"万一上了法庭，只怕媒体就会把这件事当成新闻事件来炒作，到时受损的还是公司的名声和生意。

在这种局面下，乔治焦虑极了，不知道该如何是好。究竟该选择给那些

家伙钱，还是置之不理，在这样的压力下，他开始吃不下东西、睡不好觉，最后竟生病住院了。就是在医院里，乔治也不得安宁，他时常问自己："如果不贿赂那个家伙的话，最坏的后果将是什么呢？"然后又自己回答："我会失去公司，我的事业会被毁掉。"

一天，他突然想道："就算我会失业，事业被毁掉又怎么样，至少我不会被关起来。留得青山在，不怕没柴烧，我懂石油，可以去任何一家石油公司工作，他们肯定乐意雇用我。这样的结果也不坏。"

奇迹就这样发生了，当他这样想的时候，他的焦虑开始减轻了，然后他试着打电话找一位律师帮他解决办法。当天晚上，乔治竟然睡了个好觉。第二天，乔治跟那位律师面谈了这件事情。几天之后，律师打电话告诉他，如果去见一下地方的检察官的话，就会得到一个好消息。于是，乔治去见了一下地方的检察官，并将整件事情的来龙去脉告诉了他。检察长听完这段陈述完后，告诉他那个自称是政府稽查员的家伙其实是一个在案的通缉犯。这下，乔治心中的大石头总算落了地。

经过这件事，乔治认识到一个道理：压力和恐惧只不过是自己的主观感受。以后，每当他遇到某件事开始焦虑的时候，就会用那次的经验来帮助自己远离焦虑。

生活中，太多人都像乔治一样，为种种尚未发生的事情而焦虑着。这种焦虑不仅吞噬了他们的快乐，也蚕食着他们的健康。有些人会发现自己的心态和身体都出现了问题，然而他们却往往没有意识到自己的问题正是来自于自己过多的忧虑，却因为发现了这些问题而又在原先的忧虑之上又多了一层焦虑，结果自然是越来越糟糕。

威廉·格纳斯是一位著名的心理医生，在行医过程中，他接触最多的就是因焦虑和忧愁而生病的人，他们不是为过去烦恼，就是为未来忧虑，长期闷闷不乐，毁坏了健康。为了能够更彻底地治疗这些人的病，威廉·格纳斯为他们开了一个极为简单有效的方子：他告诉这些病人，生命的每一个刹那都是唯一，只要尽力地过好生命的每一个刹那就可以了。他的意思是说，只要把今天的事情做好，只要尽力地要使当下过得快乐就可以了，无须再为明天或后天的事情担忧。

一天，一位企业家在医院进行治疗。医生嘱咐他，以后必须多休息，尽量放松心情。但是这位企业家非常愤怒地抗议道："我每天承担大量的工作，没有一个人可以分担一丁点儿的业务。医生，您知道吗？我每天都得提一个沉重的手提包回家，里面装的是满满的需要处理的文件，你让我怎么放松心情！"

医生惊讶地说："你的工作那么多吗？为什么晚上还要批文件呢？"

企业家有些不耐烦地回答："那些都是必须处理的急件。"

医生问："难道你的公司只有你一个人？你的助手呢？"

医生的话，让企业家更加愤怒："他们怎么可能做得了！只有我自己才能正确地批示呀！而且我还必须尽快处理完，否则公司就无法运营下去了。"

思索了片刻，医生说："这样吧，现在我开一个处方给你，你不妨照着做。"说着，他在处方上写着什么，然后递给了企业家。

企业家拿起处方，一字一句地读了起来："无论有多忙，每个星期必须抽半天时间到墓地一次，每次散步两小时。"

企业家非常怪异地问道："去墓地？这是干什么？"

医生面露微笑，说："因为，我希望你可以四处走一走，看一看那些与世长辞的人的墓碑。你不妨认真思考一下，那些躺在墓地里的人，他们生前也许与你一样，认为全世界的事都得扛在双肩，可现在他们全都永眠于黄土之中。你或许有一天也会加入他们的行列，但是整个地球的转动还是永恒不断地进行着，你的公司依然还会运转。而其他在世的人们仍是如你一般继续工作。我建议你站在墓碑前好好地想一想这些摆在眼前的事实。"

听完医生的话，企业家不由愣住了。回到家后，他依照医生的指示，转移一部分职责，放慢生活的步调。他知道生命的意义不在急躁和焦虑，他的心已经得到平和，也可以说他比以前活得更好，当然事业也蒸蒸日上。现在，他每周都会和朋友一起去打高尔夫、爬山，朋友们都说他越来越年轻了。

焦虑并不能解决问题，担忧也不能改善境遇。既然如此，何不调整心态，从改变自己的心态开始做起吗？只有控制住自己的焦虑心理，才能打破因焦虑而失眠，因失眠而生病，因生病而更加焦虑的恶性循环，我们的身体才能恢复健康，而我们的生活也才能重新获得快乐。

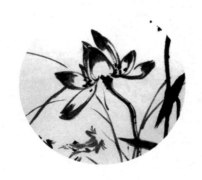

第四章／生命之本

为了更开心地活着

为什么有的人无论在怎样的境遇中都能安然而快乐地生活，有些人却遇到一点不顺遂就自怨自艾、痛苦不堪？正是因为前者懂得生命的真谛而后者不懂。人生百年，所有财富生不带来死不带去，人生归根结底活的是心情。懂得这一点的人，即使粗茶淡饭也依然享受着人生之乐；而不懂得这一点的人，即使锦衣玉食也总是愁眉不展，一生郁郁寡欢。

不必追求绝对公平

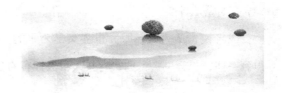

　　人们常常哀叹于自己的命运，为什么别人有的我没有，为什么别人轻松获得的我却要付出百倍的努力，为什么老天对我这样不公平？

　　然而哀叹之后，我们却没有拿出行动来改变这种局面，只是一味地怨天尤人，一味地在这种不平的愤慨中消沉。于是这种不公平的起点所带来的差距越拉越大，直到成为一条鸿沟。

　　我们把这一切都归咎于命运的不公。

　　命运是公平的吗？

　　不是。

　　可是我们只能屈服于命运吗？

　　也不是。

　　命运本来就是不公平的，但是人却可以战胜这种不公平。

　　这个世界上是没有绝对的公平的，你所要寻找的公平就如同寻找神话传说中的仙境、宝物一样，永远也不可能找得到。因为这个世界本不是根据公平的原则创造出来的。比如，鲨鱼吃小鱼，对小鱼来说是不公平的；小鱼吃小虾，对小虾来说是不公平的；小虾吃浮游生物……世界上没有百分之百的公平，地震、火山、台风等自然灾害对人类的侵害等等都是不公平的。

　　总有人认为世界应该公平合理，但世界上没有绝对的公平，就连"公平"这个词本身，都无法做到平均分配，万事万物各有形态，有的会飞，有的善跑，怎样算公平？

或者说，从大处着眼，世界又是公平的，有了这个优点，就没有那个，得到一些，也会失去一些，有些人看似拥有的多，他们的烦恼也比别人多。

一个自以为极为才华的秀才因为一直得不到重用，所以经常愁肠百结，异常苦闷。

有一天，他就大声地质问神灵："命运为什么对我如此不公？我并不比那些当官的差，可为什么我却不能得到重用？"

神灵听了此话后就沉默不语，只是捡起了一颗不起眼的小石子，并把它扔到乱石堆中。

神灵说："你试着把我刚才扔掉的那颗石子找出来。"秀才就翻遍了所有的乱石堆，却没找到。这时候，神灵又向乱石堆里扔了一枚金戒指，然后以同样的方式扔到了那堆乱石堆中。结果，这一次，秀才却很快就找出了那枚戒指——那枚金光闪闪的戒指。

神灵虽然没有说什么，但是那位秀才却顿时醒悟了：当前的自己还只不过是一颗石子而已，如果自己真是一块金灿灿的金子，就没有理由再抱怨命运的不公了。

有句话说得好："绝大多数人的努力程度之低，还不足以去拼天赋。"是的，我们每个人的天资有高低之分，可是在感叹这种不公平之前，我们先问问自己，我们真的尽了最大努力、把自己拥有的天资全都发挥出来了吗？

如果没有，那么我们又有什么资格去抱怨老天的不公呢？

更何况，虽然我们在某一方面已经尽了最大的努力，却还没有达到我们所希望的程度，我们是不是想过，我们是否选择错了努力的方向？

每个人都有自己所擅长的不和擅长的地方，如果用自己的短处去拼别人的长处，上天自然显得不公平。但如果懂得发扬自己的长处，那我们每个人都是上天的宠儿。

天才如爱因斯坦，他是伟大的科学家，但是他的生活能力和人际交往能力却严重不足。试想，如果让爱因斯坦天天从事与人打交道的销售行业，那么他还能有所成就吗？恐怕不能，如果那样，他也只是一个被上天不公平对待的失败者罢了。

这个世界没有绝对的公平，努力却可以架起跨越不公的桥梁，而成功与否并不是只有一种标准。人生说到底是活的是心情。如果能找对人生的方向，利用我们的长处，避免我们的短处，那么我们都可以活得快乐而满足的生活。

完美的人是不存在的

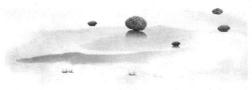

对于完美的渴求也许是每个人与生俱来的。当我们面对一件艺术品、面对一个无可挑剔的方案、面对一本爱不释手的书时，我们会压抑不住内心的激动，用几乎颤抖的声音由衷地称赞道："完美！"

可是在这个世界上完美真的存在吗？断臂的维纳斯因为残缺，成就了她无可比拟的美；昔日令人叫绝的时尚设计，也随着时间的推移、审美的改变成了令人啼笑皆非的拙物。那些残缺并不能影响美，而那些所谓的完美其实也未必禁得住考验。

完美是不存在的。事物如此，人亦如是。

我们每个人都希望更好的：更好的自己、更好的上司、更好的职员、更好的伴侣、更好的孩子……我们却很少接受我们每个人本来的样子。我们嫌恶自己不够出色，上司不够通情达理、职员不够勤劳敬业、伴侣不够体贴入微、孩子不够聪明懂事……我们在追求完美的过程中没有变得更好，却只是在消极地否定自己和拒绝接受现实，只是在用我们冷冰冰的"完美"的标准竖起一个生硬的模子，并且希望把每个人都塞进模子里去重塑一遍。

可是我们真的能把每一个人都变成我们所希望的完美的样子吗？当然不能。这样的做法除了让我们自己变得面目可憎、变得满腹牢骚抱怨外，又能给我们带来什么好处呢？

完美的事情是不存在的，若过于执着地追求着不存在的东西，我们只能是竹篮打水，一无所获。

一位老人有两个儿子，等两兄弟长大成人后，老人讲他们叫到跟前说："在群山深处有一块绝世美玉，你们都成年了，应当去探探险，寻找那块宝玉。如果找不到，就不要回来了！"两兄弟听了父亲的话，第二天就出发了。

老大是个实在人，不好高骛远，他一路走一路捡，哪怕是带有小小瑕疵的玉，或是奇形怪状的石头，他都会装进自己的行囊。几年之后，他带着满满的行囊到了与弟弟约定好的地方。虽然他没有找到绝世宝玉，但在他看来，自己捡到的那些"宝贝"也足以令父亲满意了。

老二也抵达了约定的地方，但他却两手空空。他对大哥说："你捡的这些东西根本不是什么珍宝，就算你带回去，父亲也不会满意。我不会回去，我一定要找到那块绝世美玉。"

老大带着他的那些东西回了家。父亲说："你可以开一家玉石馆或是奇石馆，那些玉石只要加工一下，都能够成为稀世之品。"老大听了父亲的话，开了家玉石馆。几年之后，他便在当地声名鹊起，他捡拾的一块玉石经过加工还被国王用作了传国玉玺，而他也因此得到了一笔巨大的财富。

父亲也听说了老二在山中寻找美玉的事，他对老大说："你弟弟不会回来了，他是个不合格的探险家。如果他能够有所领悟，明白'至美是不存在的'，那是他的福气。如今他悟不出这个道理，那也只能付出一生的代价了。"

多年后，老人奄奄一息。老大想要派人去寻找弟弟，却遭到了老人的阻止。他说："不要去找。这些年他都没有领悟，回来又能做什么呢？世界上没有纯美的玉，也没有完美的人。为了追求完美的事物而耗费自己的生命，简直是太愚蠢了！"

追求完美促使人不断地完善自我，这没有什么错。但是，世界上根本不存在完美的事物，无论你用多少时间、多少精力，都无法找见一件十全十美的东西。因此，不要过于强求完美，无论是对于自己，还是对于他人，都应当学会宽容一些、坦然一些。每个人都存在缺点，关键是如何面对自己的缺点。如果选择自卑、自暴自弃，就只会一蹶不振，终日为了自己的不完美而抱怨、沮丧。人们总觉得那些取得成功的人是幸运的，他们的人生没什么不完美，实际上这是一种错觉。他们的缺陷只是被成就遮住了，而并非不存在。如果我们能够像他们一样坦然面对，缺陷不但不会阻碍我们的进步，反而会促进我们走向成功。

一个男子到一家婚姻介绍所，进了大门以后，迎面就看到两扇小门，一扇门上写着"美丽的",另一扇写着"不太美丽的"。男人就想,里面一定有许多绝色美女,并不停幻想着那些绝色美女的模样,随后推开"美丽的"门。

推开后,远处又出现两扇门。一扇门上面写着"年轻的",另一扇写着"不太年轻的"。男人又开始不停地幻想,并不停地向前走,又推开那扇"年轻的"的门。

这样一路走下去,男人先后推了九道门,内心不停地在幻想,他已经累得气喘吁吁了。最终当他推开最后一道门时,门上又写着一行字:"您还是到天上去找吧!"

俗语说,金无足赤,人无完人。事事有缺憾,人人有缺点,世界上没有真正的完美。并不完美的我们总是想要追求真正的完美:我们会把喜欢的事物缩小到一个一个细节,希望每个细节都十全十美,才符合我们的心意;我们认为做事就应该面面俱到,少了一个方面,出了一丁点瑕疵,这件事就算没有做好。我们希望自己让每个人都满意,所以不断完善自己,想要达到每个人的标准。我们讨厌"遗憾"这个词,认为既然选择,就要做到圆满,为什么要留下遗憾,与其遗憾,还不如不做……

在生活中,我们习惯追求完美,因为追求自我、超越自我是人类与生俱来的天性,也是一个有理想的人想要做到的,我们追求更好的目标,不断完善自我,但是,有时候完美是一个陷阱,掉入其中的人不但没有达到自己的目标,连原本的目标也在不知不觉中消失殆尽。

一旦追求变成苛求,我们就会变得偏执,不达目的誓不罢休;一旦我们苛求自己,想要事事完美、时时完美,我们不是终日生活在不能达成目标的浮躁中,就是时时提防、步步小心,将自己搞得身心俱疲;一旦我们苛求别人，别人或者因我们的挑剔而心惊胆战，或者因为我们的执着而烦躁不安，或者干脆累得和我们断绝关系——谁也不愿意活在他人的苛责中，与此同时，我们的心情也不会轻松。

其实，在这个不完美的世界中，获得完美的生活并不难，只要我们调整一下心态，学会以不完美的眼光看待世界，就会发现相对完美的人。追求完美只是一种偏执心理，承认缺陷才是难得的智慧。说得更明了一点，我们自己也不完美，我们做不到十项全能，也做不到在任何方面都比别人强，事事追求完美的结果就是事事做不好。

既然我们自己不完美，怎么能要求他人完美、世界完美呢？对完美抱有幻想，最后往往在沮丧、羞愧中承认自己达不到完美的标准，真正的美只有一个字，不包括那个"完"。有时候，美存在于缺陷中，就像维纳斯的断臂，并不影响她的魅力。

苛求偏执总是不美，顺其自然才是完美。

再喜欢的工作也会有疲劳期

小时候，我们常常憧憬长大了要做什么：医生、老师、科学家、警察……有的只是儿时天真烂漫的幻想，有的却成为支持我们十几年不断学习、不断积累、不断进步的动力。

那些实现了梦想、做上自己喜欢工作的人在别人眼中无疑是幸运的。可是其中很多人却在最初梦想实现的喜悦之后，突然感受到了现实和梦想的差距，感受到了自己曾无尽憧憬的工作竟然是这样一幅景象：作为城市白领，每天不得不面对难以相处的上司和挑剔的客户；作为警察，却很少有机会接触重大案件，每天做着帮助市民爬阳台、取钥匙的琐事；作为老师，却被调皮的学生气得七窍生烟，完全束手无策；作为医生，每天要面对巨大的职业风险和无理取闹的病人……

曾经的梦想、最初也喜爱的工作变得不再美好，于是，我们感受到了失望，而这种失望在日复一日的积累中，变成了倦怠情绪，然后工作就进入了疲劳期。

艾玛今年 32 岁，在一家大型公司担任销售部经理已经 4 年多了。当年公司在销售方面遇到了困境，充满热情、喜欢和人打交道并且对销售工作十分感兴趣的艾玛毛遂自荐，从技术部门调到了销售部门。在她的一系列改革之后，公司的业绩果然开始上升。然而几年下来，曾经充满激情的艾玛却渐渐烦躁起来。因为每当业绩的提升遇到一个瓶颈后，她就备感压力，虽然她明明知道上升中的平台期是正常现象，但是这种想法却不能宽慰她。此外，销售工作伴随着诸多应酬场合，而艾玛非常不喜欢这种饭局。再加上每天都在重复着类似的工作，而竞争却越来越强、压力越来越大，这些种种因素加在一起，让艾玛越来越失去了对于销售工作的热情和自己原先激昂的个性。艾玛觉得自己不仅不再喜欢现在的工作，甚至开始厌恶它。她越来越多地应付着手头的工作，并觉得自己心力交瘁。她想要跳槽，但又担心别的公司也会让自己担任销售岗位……

艾玛最终找到职业规划专家咨询，专家告诉她，她到了一个"职业疲劳期"。

事实上，即使是最喜欢的、自己心甘情愿选择的工作也会经历一个职业疲劳期。而我们需要正确地认识职业疲劳期现象，才能更好地渡过这道难关。

什么是职业疲劳期

职业疲劳期指的是职场人士在紧张的生活与工作中，情绪感受会随着大环境剧烈变动，而呈现出一种身心紧张或调试不当的负面状态。

如今职场竞争激烈，上班族在工作重压之下如果产生疲惫、困乏，甚至厌倦的心理，出现身心俱疲、能量被耗尽的感觉，在工作中难以提起兴致，打不起精神，只是依仗着一种惯性来工作，那么很有可能进入了"职业疲劳期"。职业疲劳因工作而起，直接影响到工作准备状态，然后又反作用于工作，导致工作状态恶化，职业疲劳进一步加深，它是一种恶性循环。如果不找出导致的原因加以解决，那么将会对自身的工作生活以及后期的发展都有很大的影响。

职业疲劳的症状

进入职业疲劳期后，职场人士会害怕或故意避免参加竞争，没有竞争或上进的激情，对工作感受不到丝毫的乐趣，对于办公场所有强烈的排斥感。一旦进入办公场所，就会陷入、焦虑、沮丧、压抑的状态中，情绪很容易剧烈起伏。稍遇不顺便产生强烈的焦虑感、挫败感；对工作任务产生难以抑制的抗拒情绪，对于完成指责缺乏动力，工作中常常伴随疲劳感，对于工作中新事物的敏感度大幅降低。

职业疲劳的起因

主观原因：

1.心理压力的累积

职场人士必不可少地都生存在压力之下：升职的压力、保住饭碗的压力、按时完成任务的压力、办公室人际关系的压力，等等。这些压力长期累积在心中得不到适当的疏导和释放，久而久之就会对办公场所产生一种类似条件反射的厌恶情绪。特别是三十到四十岁之间，一方面在职场上已经经历了长久的打拼，或许已经小有成就；另一方面却开始面临新人不断进入，带来新的知识、技术产生的竞争压力。在这样的情况下，很容易产生职业疲劳感。

2.长期难以取得突破

在工作中难免有力不从心或是遭遇瓶颈的时候，这是正常状态。然而一旦这种状态长期持续，长时间无法突破自己的困境，那么人就会产生受挫心理，在这种消极心理的影响下，人对于工作会逐渐失去热情。如果多次的尝试和努力依然不能改变现状，那么很可能在一种"破罐子破摔"的心态下进入职业疲劳期。

3.求胜心过强

在工作中追求上进固然是件好事，但是一旦事事争胜，或是由此产生攀比心理，那么要面对的就是无尽的烦恼了。有的人在工作中过分追求完美，对于错过一次升职、推迟一次任务时间或是进度落后于别人就会产生焦虑情绪和挫败感。这样的职员将自己逼得过紧，就像一根弹簧长时间绷紧，自然就失去了弹性，于是对工作产生了的疲劳和厌倦感。

客观原因：

1.缺乏职业规划

随着国内民众受教育水平的普遍提高，即使是大学生、硕士生等高学历人群也面临着强大的就业压力，这使得很多人入行时只是选择了一份愿意接受自己的工作，而没有提前进行过思考和职业规划。职业规划专家指出，职业疲劳很大程度上时由于缺乏工作目标、对职业生涯缺乏规划所造成的。当一个职员心中对于自己的未来没有规划时，日复一日的工作就很容易引发工作热情的丧失、工作效率的下降，甚至出现很多生理、心理方面的疾患。

2.重复性的工作内容

重复的工作内容很容易让人感受到自己变成了流水线上的一台机器，随着对于工作的熟悉，个人能力不断提高，之前的工作已经变得过于简单和乏味。这样的时候如果还是不断做着重复性的工作，那么人的自我认可需求就受到了压制，对于工作也就在厌倦中进入了疲劳期。

3.一些外在问题长期得不到处理

在工作中，如果操作或管理方面存在一些问题，很容易影响到员工的工作情绪。如果这些问题长期得不到处理，那么员工的情绪就会长期积压，最终引发职业疲劳。

工作疲倦期是几乎每一个职场人士都要经历的阶段，不要因为产生了这样的问题就对于工作和生活丧失激情与信心。生活原本就存在着挫折和坎坷，工作进入疲倦期也不过是其中之一。即使是在做喜欢的工作，也难保事事顺心，也难免没有倦怠的时候，因此不要抱怨自己的生活，也不要轻易放弃自己的工作。进入职业疲倦期后，首先需要先找到导致的真正原因，正确分析认知自我，明确自己的工作动机和需求，结合现实环境，搞清楚对自身构成的威胁和潜在机会，通过主观的自我调整或者客观地转换合适的工作平台，重新找回自己的职业新状态。

脚踏实地，才能仰望星空

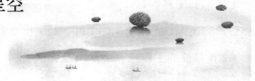

　　我们常常感叹：相较于我们所希望的，我们拥有的是多么的贫乏；相较于我们所预期的，我们实现的是多么的渺小；相较于我们所梦想的，我们所处的境遇是多么的不堪。

　　我们也总会说，并不是我希望过如今这样昏昏沉沉、毫无生气的日子，是现实让我们身心疲倦，现实榨干了我们的热情和梦想。现实，这原本是围住我们的高墙，却成了我们的盾牌，用来给自己的一切不顺心、不如意做借口。

　　因为我们站在现实的土地上，所以我们就注定摘不到梦想之星吗？

　　有句诗说得好："黑夜给了我黑色的眼睛，我却用它来寻找光明。"就像黑暗与光明一样，现实也梦想也是相互依存的。没有黑色的眼睛，我们如何看到光明的憧憬？就像没有现实的土壤做阶梯，我们又如何去攀登梦想之峰？

　　每个有才华、有能力的人都曾相信这样一句话："理想和现实，只有一线之隔，只要努力，就能达到。"每个初入社会的天之骄子，每个刚刚走进陌生校园的高才生，每个认为自己有资格得到大好前程的年轻人，都有这样的信念。但很快，其中很大一部分人就会发现，现实有太多的不如意，老板总是板着脸，不能发现自己的优秀；同事一个比一个厉害，自己似乎没有什么优势；自己得到的机会总是不如别人的好……在这些人眼中，理想慢慢变成碎片，他们每天抓住碎片不放，梦想的心少了，对现实的不满却多了。

一个人难免会对现实的不满，会有想要抱怨、想要发泄的时候，但如果这发泄没有限度，日积月累，让抱怨成了习惯，就再也改不了了，他们看人看物的眼光也会随之发生改变，他们喜欢责怪别人，总觉得别人对不起自己。

他们不去想自己犯了错误，只把失误归结为时机不对；他们不会考虑全局利益，上司没有安排好的差事，一定是为了压制下属的才能；他们不考虑团队合作和集体荣誉，若是跟自己一同完成任务的同伴得到了奖励，他们会认为同伴和自己抢功劳，而不去思索团队合作的精神；他们不会站在他人角度为他人着想，只会认为别人在和自己过不去……

他们的眼睛被自己所扬起的尘土遮蔽，看不到梦想，他们却以为自己扬起的尘土就是"现实"。

其实，现实从来都是我们脚下坚实的大地，只有稳稳站立在这大地上，才能一步步走向梦想的远方。

刘明起初只是一家电器公司的业务员，而如今的他已经坐到了市场总监的位置。这一切都源自他的坚持和努力。

当时，公司的规模不大，许多市场都有待开发，而公司又缺乏足够的人力和财力，每个市场只能够分派给一个人负责。刘明被派去了西部的一个城市。

那个城市的气候不好，春天容易刮风沙，夏天时常下暴雨，冬天寒冷干燥。刘明在这个城市里没有亲人，公司提供的条件太差，他吃住都成问题，没有钱坐车就步行去拜访客户，给客户介绍产品。有时候，为了约见客户，他总是饥一顿饱一顿。为了开展业务，刘明租住了一间破旧的地下室，阴暗潮湿，还有老鼠。

对于刘明来说，这种艰苦的环境绝对是一种巨大的考验，想要不抱怨是很难的。但是，每次抱怨的时候，他都会对自己说："开拓市场是我的责任，抱怨解决不了任何问题。"刘明选择了坚持。

一年之后，派往各地的业务员都回到了公司，许多人早就因为艰苦的工作环境而选择了离职。后来，刘明凭着自己过硬的业绩被提升为公司的市场总监。

一个人的能力到底该如何体现？在什么时候最能够体现呢？答案是：面对现实困境的时候。一个人有理想，积累了经验，有能力，调整了心态，下一步，就要冷静地处理不如意的现实问题了。

生活中，每一天都有新的难题等待你去处理，如何看待现实和理想，就是问题的关键。克雷洛夫说："现实是此岸，理想是彼岸，中间隔着湍急的河流，行动则是架在河上的桥梁。"想要实现理想，只有脚踏实地，立刻行动。

是的，仰望星空是轻松和美好的，而现实生活并不如我们所期待的那么美丽，灾难、战乱、环境危机都是我们必须要面对的问题。这些问题从人类社会出现起就已经切实地存在了，并且在我们可以见到的未来也不可能会消失掉。事实上，我们今天已经比我们祖先那时要进步、文明得多，这是我们努力的结果。可是，如果我们仅仅为世上发生的苦难哀叹不已，只是抱怨"这真是太糟糕了，我该怎么办呢"，那么，你眼前的世界可能只会变得更糟。

另外，在很多时候，你心中的任何现实的"困难"，最为可怕的并不在于困难本身，而在于你将它的严重性过分地扩大，并且最终被困难所吓倒。

罗斯福在担任美国总统期间，西方世界陷入了一次有史以来十分严重的一次经济危机，美国也遇到了前所未有的经济困难。美国社会经济萧条，在街上随处涌动着失业人群，股市的崩盘也使许多原本富有的人在一夜之间变得一无所有……整个社会最终陷入极为严重的恐慌之中。在这样的局面下，罗斯福说了一句至理名言："恐惧最可怕的地方并不是恐惧本身，而是我们内心对恐惧的扩大化。"

他发表的著名的"炉边夜话"帮助人们稳定情绪、平息内心的恐惧起到了十分重要的作用。当内部的恐慌平息后，罗斯福顺利实施了"新政"，最终带领人们走出了困境。

所谓的"现实"其实并没有我们所认为的那么糟糕。只是仰望星空太过愉快，而要面对现实则是件沉重又辛苦的事情，于是很多时候我们宁愿什么都不去做——根本没有尝试过与我们所抱怨的"现实"对抗一番，就已经急急忙忙地缴械投降，然后在未来的日子哀叹：当年，要不是现实情况不允许……

我们就这样一次次被自己所认为的"现实"打败。我们沉溺在美好的梦幻里，却错过了实现这些梦幻的机会。梦想了一万遍还是梦想，只有能将仰望星空的目光也同样执着地投注于脚下的泥土里，才能一步一步地走上通向梦想的大路。

现实不是封闭我们前进的高墙，而是通往梦想星空的天梯。只有认清这一点，脚踏实地地稳步向前，才能实现我们的梦想。

平凡的生活，是生命最奢侈的常态

"非淡泊无以明志，非宁静无以致远"。这样的境界仅仅是想想，也让人心向往之。

我们的工作要求我们做一个职业的员工，我们的孩子要求我们成为杰出的家长，我们的社会位置要求我们成为优秀的公民。这些都是应该的，可是太多时候，我们过于沉溺这样的角色，我们变得太专业、太职业了。工作上我们逼迫着自己追求更大的成功，家庭中我们极力树立自己的权威，社会上我们拼命提高自己的声望。我们追求着在每一个领域的成功和杰出，几乎不惜竭尽全部力量去追求卓越，去改变平凡。

可是这样的追求让我们快乐了吗？恐怕对于大部分人来说，答案是否定的。我们被心中焚烧的对于成功的欲望和现实中冰冷的失望感所折磨着，我们患上了焦虑，患上了抑郁，我们心力交瘁，有无数的情绪憋在心中却无从发泄。

我们常常听到为人父母者这样说：我的人生注定平凡，我如今所有的希望都寄托在孩子身上了。

于是，这种折磨着我们的欲望和不甘就这样一代代传下来，累积的压力让这个社会中的每一代人都喘不上气来。

可是，在为自己人生的平凡叹息之前，你是否想过，如果调整一下心态，如今的生活是否可以过得更幸福？在将自己的梦想强加于孩子之前，你又是否关心过，成功对于他们而言，是否就等同于幸福。

现代人常常觉得不幸福。不幸福，是因为内心不满足；幸福，总喜欢降临在懂得平凡之宝贵的人面前。幸福就是知足，就是珍惜平凡的日子。一个人即使获得再大的成功，如果他不懂得知足，他依然觉得不够、不快乐。而懂得满足的人，总是能用欣赏的目光看待自己拥有的事物，从中得到乐趣，这就是我们常说的"知足常乐"，用现代心理学解释，就是尽量使自身的是承受能力与需求保持相对平衡稳定的一种状态。

那些在平凡中依然知足的人，不会被苦难打倒。

她是一位军人的妻子，也是一位军人的母亲。丈夫在他们结婚后的第三年牺牲于战场。她带着仅有两岁的儿子生活，两人相依为命，生活虽然艰苦，但她从不抱怨，看着孩子渐渐长大，她心中有的只是满足和欣慰。

儿子20岁的时候，依然选择了继承父业，也当了一名军人。她心中虽有怕，怕像失去丈夫一样失去儿子，但她没有阻止，细心地为儿子整理行装。在她看来，儿子和他的父亲一样是个大英雄。三年后，一个噩耗再次传来：儿子在战场中为救助伤员，丧失了生命。面对这样的噩耗，她几近崩溃，但她还在想，儿子和他的父亲都死在战场上，父子可相伴。

她的生活更加艰苦了，但她依然救济很多穷人和乞丐，她总是说："我所拥有的东西够多了，我很幸福。"

《幽窗小记》中有这样一副对联：笑看庭前花开花落，静观天上云卷云舒。短短的十六个字，却立刻让人看到一派超然气象，人世百年风云变幻，顺其自然的人总能笑看花开花落，欣赏云卷云舒。人生的最高境界就是这种平凡而淡泊的真意。

是的，我们的生活是平凡的，但是同时我们却拥有太多东西：健全的身体，完整的家庭，相互关爱的亲人，健康的孩子，可以工作的能力……只是这些东西我们都已经太习惯了，于是觉得理所当然。殊不知，就是在这些平凡之中，我们已经拥有了世界上最珍贵、最奢侈的一切宝藏。

很多东西总是要失去才懂得其价值。现在不妨闭上眼睛，问问自己：如果给你一百万，却要你从今天开始躺在病床上，每天打针、输液，甚至化疗，去任何地方都要依靠轮椅，你愿意吗？如果让你成为声名赫赫的重要人士，但是家庭却像个战场，每天回家只有伴侣的一张冷脸，甚至不和你说话，你愿意吗？如果让你事业上春风得意平步青云，孩子却有残疾，你会愿意吗？

是的，我们当然希望既拥有健全的身体、幸福的家庭、健康的孩子，同时又拥有财富、名声、事业，等等。可是如果不能两全，那么为什么不珍惜我们拥有的幸福生活呢？

要知道，你的健康是多少病人愿意付出一切换来的？你的家庭生活又是多少孤独之人所渴望的？你健全的孩子又让多少人羡慕着？我们很幸运拥有这一切，对此我们应该懂得感激。

有一天，许宁与自己多年未见的好友久别重逢，相聚一起喝酒。可是酒桌上好友郁郁寡欢，愁绪万千之状，脸上愁云密布，许宁看在眼里却愁在心里，急忙询问其中原因。最后得知，这位朋友由于到了退休年龄，不久就要离任了。

见朋友满腔哀怨，许宁劝他："解甲归田，多么值得庆幸的事情啊！你离任了，就说明你以后再也不必应付酒桌上的事情了，你也不必再因为人情而伤肝损胃了。有了急流勇退，多了让贤美名，其不两全其美！要知道，长江后浪推前浪，是让自己休息一下的时候了。"

听了许宁的话，好友渐渐忘却了不快。看到好友愁眉渐渐舒展，许宁进一步说："人生一世，好好享受美好生活，平平淡淡才是真。我有一个朋友，他的父亲拼搏了一辈子，退位当天便回到家中吃饭，看着饭桌上许久不吃的家常便饭，由衷地发出'解脱了'的肺腑之言。老人退位后，生活中虽然少了昔日的喧嚣，却有了属于他自己真正真喜爱的书法、易经。近日得见，老人虽已近八十高龄，脚下是圆口平底布鞋，但他却每天笑口常开，端坐在电脑桌前，享受着属于自己的平凡和快乐。看看老人豁达的心胸，看看他生活的乐趣，你不更应该憧憬美好的未来吗？"

听了许宁的一番话，朋友恍然大悟，脸上的愁云烟消云散。他一把握住了许宁的手，激动地说："谢谢你了！是你打开了我内心的纠结，我现在才明白，人生在世，平淡才是真，我呀，得学着放弃一些东西，去收获更多适合自己的恬静。"

是的，我们都希望成功，都希望辉煌，但是成功很多时候需要天时、地利、人和，而很多因素是我们自己无法改变的。如果强求不得，就不要再让它来折磨我们的心，不要让它的阴影投射在我们原本已充满幸福的生活中。淡泊一些，享受平凡生活中的无尽美好，就会发现幸福其实很简单。

不经历风雨，怎懂得彩虹的美丽

即使最幸福的人生里，也免不了有失意、挫折、痛苦的时刻；即使是公认的成功人士，也曾有过坎坷、失败、不得志的往昔；即使最和谐的婚姻里，也少不了争执、吵嘴和互不理解的过往。

不经历过不幸的人生是不存在的。苦难就仿佛人生的必修课，有的人以高分从这一门课中毕业，从此获得豁达的态度、坚强的心灵和战无不胜的勇气；有些人却败在苦难面前，哀叹人生不幸，失去了穿过风雨、迎来彩虹的机会。

"宝剑锋自磨砺出，梅花香自苦寒来。"如果不能忍受人生中的风雨和不幸，又如何铸就人生的辉煌呢？

第二次世界大战期间，"忍受"拯救了英国的丘吉尔，也拯救了危难中的英国。丘吉尔在一生中曾遭受到好几次令他几乎无法承受的打击，而每一次都是因为他善于忍耐，最终令事情出现了转机。

丘吉尔曾在40多岁时险些被逐出政界，其间大约有20年的时间，他被限制参与所有的政治活动。然而，遭受这种打击的丘吉尔不但没有灰心，反而继续努力，等待时机。终于，在他65岁那年，希特勒意图称霸世界而发动了第二次世界大战。法国很快被占领，旋即整个欧洲大陆也都陷入希特勒的掌控之中，英国危在旦夕。在这个严峻的关头，丘吉尔接任英国首相的职位，瞬间使整个形势有了好转。

丘吉尔当选首相时说："我们现在正在度过一个最恶劣的时期，在事态变好以前，可能还会有比现在更坏的情况出现。可是如果我们能暂时忍耐的话，我相信形势一定会变好的。"

当时英国和德军占领区相隔的是一条仅40公里宽的海峡而已，被德军占领只是时间的早晚而已。但是英国幸运地发明了一种雷达，利用这种雷达可以预先知道德军要发动攻击的时间，等着德国飞机的来袭而加以阻击。

在丘吉尔的带领下，英国空军高度防备，全国军民团结一致，反击了德军的猛烈攻击，解救了英国。不久，德军在俄国的战场上被打败，盟军的胜利也接近了，英国终于在忍耐中获得了最后的胜利。

丘吉尔将自己的忍耐传达给整个国家，英国就这样在一位懂得忘记失败、懂得忍受失败的伟人的影响下获得了生机。

对丘吉尔来说，他真的忘记失败了吗？答案是没有，否则的话，他一定会选择回家颐养天年，而不是在65岁的时候还出来担任首相，而且是在英国生死存亡的危急时刻。正是勇敢地承受挫折和失败，才让他获取了最后的胜利。

也许我们很多人都曾经认为面对挫折和不幸，最好的办法就是忘记它们。虽然这是人们的普遍心理，却不是正确的。想要忘记来自不幸的创伤其实很困难，只是人们都因为怕暴露自己的软弱性而不承认这点。

更为严重的是，忘记不幸造成的创伤还会导致更严重的心理创伤感染。因为心理伤痕如果不治疗的话，就有可能随着时间的推移而慢慢减弱你的自信心。恐惧创伤就好比是一个小伤口，如果你因为它让你感到不舒服就选择忽略它的话，它可能就会"化脓"，然后慢慢恶化，甚至最后要了你的命。但是，如果你敢于正视它，从而为它消毒，那么它就会在你的呵护下慢慢愈合，甚至不会留下任何疤痕。而为它消毒处理的前提就是要学会直面人生中的坎坷风雨路。

那么，在日常生活中，我们该如何学会面对不幸和挫折呢？

1.寻找精神支柱

精神支柱是指在面对挫折的时候，我们可以从其他方面来寻找一个精神依托，比如音乐、运动、旅游，甚至是找朋友聊天等。如果你有强大的精神支柱，即便面对再大的挫折，也不会一直地消沉下去。

贝多芬在人生顶峰失去了双耳的听力，他一度无法接受这个残酷的现实，整天酗酒，甚至想一死了之。但音乐的力量使他重建了信心，给了他第二次生命。这种伟大的精神促使他在常人无法想象的痛苦中创作了举世闻名的《命运》交响曲。

2.坚信不幸会让我们更好地前进

一位名人曾说："真正能够成功的人，不管怎么计划，都会懂得，人都有一段除了忍耐以外再也没有任何方法可以通过的时期。但是最危险的是，在这期间，我们都很容易灰心。"我们所说的忍耐，并不是要你消极地等待，而是忍受等待的痛苦，同时还要继续努力，以获得卷土重来的时机。

3.主动掌握自己的命运

命运是什么？没有人能够说清。但在成功者眼里，命运只不过是失败者聊以自慰的借口，是怯懦者的自我解嘲。相信命运会让人们丧失自己的意志、怀疑努力的价值。在面对挫折之时，如果你选择相信了所谓的命运，那么你就不会再思考该怎样打败挫折，而只会想着接受命运的安排。于是，你就会像有些人一样，对命运迷惑不解，相信那种"生死有命，富贵在天"的天命观，听之任之，然后绝望、惧怕，一蹶不振。

要像贝多芬说的那样："我要扼住命运的喉咙……"也正如法国著名作家罗曼·罗兰所说："宿命论是那些意志力缺乏的弱者找来的借口。强者、勇者和智者都只相信自己的力量，不论处于何等艰苦危难的境地，总能满怀信心地扼住命运的咽喉，同各种残酷的厄运拼搏，做主宰自己命运的主人。"

天气有阳光普照也有阴雨霏霏，季节有春光和煦也有寒风呼啸，人生有光明灿烂，也有悲伤不幸。当不幸到来时，既然不能改变，就让我们直面它。像高尔基笔下的海燕一样高呼："让暴风雨来得更猛烈些吧。"要相信，经过困难的打磨和历练，终将成就自己最伟大的杰作。

别人并不比你幸福，只是你看不到他们的辛苦

大概每一个人在不如意的时候都曾有过这样的经历：捶捶酸痛的腰背，抬起头来看着那些在阳光下面带笑容走过，叹口气道：还是别人的生活轻松又幸福。

每个人或多或少都羡慕着别人。这个世界如此丰富，我们所能拥有的却那么少，总有人拥有着我们求而不得的东西：傲人的身材、强壮的体魄、姣好的容貌、高学历、高收入、高地位……当我们为了瘦一点而刻意减肥，饿得头昏眼花的时候，却看到那些天生身材曼妙的人在大快朵颐。

随着社交网络的普及，我们看到的来自别人的光鲜亮点越来越多，与此

同时，对于自己人生的悲叹也越来越频繁。

面对这样的对比，我们怎能不感叹自己生活的狭小逼仄，不羡慕别人生活的天宽地阔呢？

可是，这个世界上真的没有不幸、不需努力、完全轻松的人生吗？恐怕没有。

那些晒自己做的满满一桌美食的人，并不会跟你说一样一样菜肴准备起来的麻烦与辛苦；那些晒世界各地风光的人，并不会告诉你旅途的疲倦和可能遇到的危险；那些欢庆升职，拥有高收入、高地位的人，并不会让你知道他们每天承担着多大的压力多大的风险。你能看到一个人戴着博士帽捧着学位证站在草坪上面带笑容的照片，但你看不到他蓬头垢面深夜在图书馆赶写论文的样子。

没有一个人的生活是容易的，只是有人都学会了掩藏起自己不堪的一面，以幸福的面孔示人。我们自己并不比他人缺少幸福，只是我们能看到自己辛苦的那一面而已。既然这样，我们又何必把时间放在哀叹自己，羡慕，甚至嫉妒别人上呢？有这样的时间，专注于自己的生活不是更好吗？

据说，哥伦布历尽艰险发现美洲新大陆回到西班牙后，女王为了奖赏他特地为他摆宴庆功。

在酒席上，当时的许多王公大臣、名流绅士都瞧不起这位没有任何爵位的哥伦布，而且由于嫉妒他所做出的贡献而纷纷出言讥讽。有的说："有什么了不起的，换成我出去航海，一样也可以发现新大陆。"有的说："驾着船，只要朝一个方向航行，不转弯，就一定有新发现！"有的说："这么容易的事情，女王还给他如此高的奖赏，真是不服！"

这时候，哥伦布则从桌上随手拿起一个鸡蛋，笑着问那些讥讽自己的人说："各位令人尊敬的先生们，你们有哪位能让这个鸡蛋立起来呢？"

于是，那些内心充满嫉妒而又自以为能力超群的王公大臣都开始纷纷试着将那个鸡蛋立起来，但左立右立，站着立，坐着立，想尽了办法，无论如何也立不住一个椭圆形的鸡蛋。

"哼！我们立不起来，你也别想将它立起来！"大家纷纷把目光盯向了哥伦布。

只见哥伦布不慌不忙地用手拿起鸡蛋，"砰"的一声往桌子上磕了一下，蛋头破了，鸡蛋便牢牢地立在了桌子上面。

众人一看，便纷纷骚动了起来，都嚷道："这谁不会呀！简直太简单了！"哥伦布则微笑着对众人说道："是的，这当然很简单，但是，在这之前，你们为什么就想不到呢？"

哥伦布一语便道破了这些王公大臣们嫉妒的心情，他就是要告诉他们：与其浪费时间去嫉妒别人，还不如静下心来想想自己能做什么！

那些王公大臣看不到哥伦布在海上航线的辛苦和危险，他们只能看到他成功后的辉煌。其实我们很多时候也一样，别人的成功看起来总是轻而易举的，因此，我们便将时间花来羡慕他人的"轻易"，却不肯自己为了这成功而努力。

世上哪有什么幸运，不过是努力得到了回报，播种有了收获罢了。只是很多时候，我们被那些外在的光鲜蒙蔽了眼睛，想要轻松，想要不劳而获，结果却是在一无所得和无所事事中懒惰地自我厌恶。而懒惰是很奇怪的东西，它使你以为那是安逸，是休息，是福气；但实际上它所给你的是倦怠，是消沉；它剥夺你对前途的希望，割断你和别人之间的友情，使你对人生越来越怀疑。

要知道，我们已经拥有了足够好的人生，认真对待自己的生活就是给自己最好的嘉奖。

黄伟的班里来了一个特别的女生。这个女生与其他人相比，可谓没有一点优点：身体残障，又不能说话。可以说，她就是名副其实的丑小鸭，总是受到同学们的嘲笑。甚至，同学们还给她起了个外号：拐腿鸭大姐。

这个女生名叫黄美廉。一天，班里上形体课，这时轮到了她。在全班的笑声中，她不卑不亢地走到舞台上，不时地挥舞着她的双手；她仰着头，脖子伸得好长好长，与她尖尖的下巴扯成一条直线；她的嘴张着，眼睛眯成一条线，看着台下的学生；偶尔她口中也会支支吾吾的，不知在说些什么。

看着她的样子，黄伟的心里难受极了。就在这时，她的表演结束了，突然一个素来以尖酸刻薄闻名的同学站了起来，说："黄美廉，我们都知道你是小儿麻痹，从小就长成这个样子，请问你怎么着你自己？"然后，还小声嘟囔了一句，"拐腿鸭。"这句话引得周围几个同学大笑了起来。

听到他们的笑声，黄伟既愤怒又难过。愤怒的是，这些同学们的刻薄；难过的是，这样的提问无异于揭她的伤疤。黄伟捂上了耳朵，不愿听到下一刻的痛苦。

谁知，黄美廉并没有表现出什么悲愤，而是嫣然一笑，在黑板上龙飞凤舞地写了起来：一、我好可爱！二、我的腿很长很美！三、爸爸妈妈这么爱我！四、我会画画！五、我会写稿！六、我有只可爱的猫！

一瞬间，班里鸦雀无声。黄美廉笑了笑，又写道："我只看我所有的，不看我所没有的。"顿时，班里响起了热烈的掌声。那句话感动得黄伟热泪盈眶，更印在了他的心上。

　　追求更好的生活，这是人之常情，可是，我们不能单纯为了追求，就忘了自己的优秀，忘记了身边的快乐。正如古希腊哲学家、科学家亚里士多德说："聪明人并不一味追求快乐，而是竭力避免不愉快。"

　　只有学会自我欣赏，认定自己是最美的天使，你才能懂得满足。任何一个人都有优秀的部分，别人发现不了你，你自己可以发现；别人不欣赏你，你完全可以自己欣赏自己。事实上，如果你能自我欣赏，那么你就会变得快乐起来。努力发现自己优秀的品质，然后发扬光大，你同样可以让自己顶天立地，拥有属于自己的幸福人生。

如果你想活得久一些，就更要快乐起来

　　快乐，说起来简单。可是在我们日复一日平凡而琐碎的生活中，真正活得快乐的人，却远比我们想象得少得多。

　　人生在世，痛苦在所难免。佛曰：人生有七苦，生，老，病，死，怨憎会，爱别离，求不得。

　　生的痛苦：婴儿离开母体，用一声啼哭宣告了即将展开的辛苦生命，肉体的成长需要战胜孱弱，甚至病痛，心灵的成长需要经历各种打击，但出生、成长、成熟正是生命的真意。

老的痛苦：由年轻变苍老是不可抗拒的自然规律，人们难免发出美人迟暮、英雄迟暮的感叹，但衰老本身也是生命的一部分，就像苹果太过成熟就会出现褶皱，衰老正说明了生命的丰富，所以人们也说："最美不过夕阳红。"

病的痛苦：身体不时受小病小痛的侵扰，出一点状况还算好事，有些人生了大病，有些人患了绝症，疾病在所难免，它是一次洗礼和考验，外界的困难考验人们能不能战胜困难，身体的意外考验人们能不能战胜自己。

死的痛苦：生命即使再怎么璀璨，最后也难免一死，想到自己所做的一切，在死后都不属于自己，甚至成了一场空，就会觉得迷茫。在生的层面上，死是一个结束，在痛苦的层面，死是一个解脱，没有人能改变，我们只能接受。

怨憎会的痛苦：有时候觉得命运喜欢恶作剧，越是讨厌的东西，越会出现在你身边。干扰你的快乐，试探你的耐性，其实"会"本身是一种相逢，宽容的人会将它引导到好的方向。

爱别离的痛苦：与怨憎会相对，越是喜欢的东西越是留不住，只能空余对往昔日子的怀念，没有什么能真正的、永远地留在你身边。

求不得：人都有贪念，欲望常常得不到满足，只能在求之不得的深渊中挣扎，苦苦追寻得不到的东西，不如收回目光，看看自己能够拥有的东西。

人生本就如此，我们或多或少地都生活在痛苦中。很多客观存在的困境我们无法改变，但是，如果我们不调整自己的心态，让这些痛苦肆意地折磨我们，那么我们也就离疾病，甚至是死亡不远了。

张峰的公司原本发展得很好，谁知在 2010 年，他却遭遇了最大的打击：他最信任的一名下属，窃取了公司内部机密，投奔竞争对手，让他丢了一个大项目。

　　这个项目关系到了公司未来的发展，因此此次失利让张峰的公司元气大伤，效益低了一半，甚至不少员工也提出了辞职请求。每天，张峰都被这件事搅得焦头烂额，不是和高层开会商量对策，就是来到下属的办公室安抚军心，总之没了一点属于自己的时间。

　　一天，妻子说："张峰，你稍微休息下吧，我看你这几天的精神很差。"

　　谁知，张峰不仅不领情，反而愤怒地说："男人的事，女人少插嘴！我自己好不好，我自己最清楚！"刚吼完这句话，张峰突然眼前一黑，摔倒在了地上。

　　张峰再次睁开眼睛时，发现自己躺在了医院里。他看着身边喜极而泣的妻子，问："老婆，我怎么了？我的头……我的头好痛。"

　　妻子说："还能怎么了？你每天就想着单位的事情，不知道放松一下，给自己那么多压力，结果造成了贫血，就一下子昏过去了！医生百般叮嘱我，让你这会好好放松一段时间！"

　　妻子的话让张峰渐渐平静了下来。出院后，他给自己的秘书交代了一些事，就和妻子暂时离开了公司，来到海边的一座城市疗养。在这座宁静的城市中，他不再考虑生意场上的事情，而是尽可能与妻子享受这份来之不易的快乐。

　　渐渐地，张峰感到自己的身体好了许多。又过了一个星期，他和妻子返回了自己的城市。当他回到公司时，带着蓬勃的朝气。一下子，全体员工的士气也调动了起来。从这天起，张峰无论怎么忙，每天都会抽出时间放松一下，这时他发现，原来那些解不开的难题，现在变得迎刃而解！后来，他还找到了证据，将出卖自己的下属和对手告至法庭，赢回了属于自己的一切。

故事中的张峰因为不懂得调整心态，任由被背叛的痛苦折磨自己，结果生了大病。生活中的我们也常常犯这样的错误，因为对一些外在事情感到气愤和不满，结果付出了健康的代价，却不能改变局面。退一步说，就算生气真的能改变事情，可是付出健康的代价，真的值得吗？

人生七苦就是如此，你埋怨着它，憎恶着它，它不会减少，甚至还会增多；你看穿它，不再执着于它，它就能转化为一笔人生的财富。有智慧的人善于面对痛苦，懂得如何在生活中始终让自己快乐起来。在他们面前，大风大浪只是值得观赏的小水波，远不能把生命吞噬。

贝蒂不同于正常人，因为她一个人单独生活在美国一座山丘上的一间特殊的房子里。这座房子是完全用自然物质搭建而成的，里面不含任何的有毒物质，里面的空气都是人工灌注氧气。贝蒂生活在其中，只能靠传真与外界进行联络。为何贝蒂会这样生活呢？

在二十年前的一天，贝蒂在拿起家中的杀虫剂灭蚜虫的时候，突然感到全身一阵痉挛。她原以为那只是暂时的症状，却不曾料到杀虫剂内的化学物质破坏了她全身的免疫系统。从此，她就对一切有气味的东西，比如香水、洗发液等都会过敏，连空气也可能会导致她患上支气管炎。这种一种多重化学物质过敏症，是一种慢性病，目前国际上是无药可医的。

在患病的前几年中，贝蒂睡觉时时常流口水，尿液也渐渐地变成了绿色，身上的汗水与其他排泄物还会不断地刺激她的背部，最终形成疤痕。在那段时光，贝蒂所承受的痛苦是常人所难以想象的。但是，为了继续生存下去，她的丈夫以钢与玻璃为材料，为她盖了一个无毒的空间，一个足以逃避所有外界有味物质威胁的"世外桃源"。贝蒂日常所有吃的、喝的要经过仔细地选择与处理，她平时只能喝蒸馏水，并且吃的食物中也不能含有任何的化学成分。

在那个"世外桃源"中生活了8年，她再没有见过一棵花草，从没听到过悠扬的声音，更感觉不到阳光、流水。她只能躲在无任何饰物的小屋里，饱受孤独之苦。她还不能放声地大哭，因为她的眼泪也像她的汗水一样，随时都有可能成为威胁到她的毒素。

"不能痛哭，那就选择微笑吧！"坚强的贝蒂这样对自己说。事已至此，自暴自弃和痛苦只能毁灭自己，生活在这个寂静的无毒世界里，贝蒂却感到很充实。因为她不仅要与自己的精神抗争，还要与外界的一切有气味的物质相抗争。因为她不能流泪，她就选择了微笑。

十年后，贝蒂在孤独中创立了"环境接触研究网"，主要致力于化学物质过敏症病变的研究。随后，她又与另一个组织合作，另外创立了"化学伤害资讯网"，主要是倡导人们避免威胁。目前，这一家资讯网已经有5000多名来自30多个国家的会员，不仅每月都发行刊物，而且还得到美国国会、欧盟及联合国的大力支持。

如果贝蒂不够坚强和乐观，那么别说取得任何成就，恐怕连活下去都很难做到。正是懂得让自己快乐起来，积极地面对人生，贝蒂才拥有了更长并且更宽广的生命。

也许我们的生活不会遭遇贝蒂这样的变故，但是无论处在什么样的境况中，都应该记住：笑一笑，十年少。如果为了任何事情生气，搭上自己的健康，那么都是不值得的。

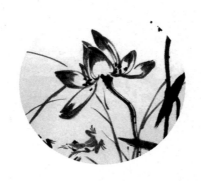

第五章／缓解之法

在可能的范围内，改变原有的模式

压力是客观存在的，"累"在很多时候也是无法完全避免的，但是这并不意味着我们对此束手无策。在追求成功、不断攀登的路上，偷出半日空闲享受一下旅途的旖旎风光。只要在可能的范围内作出微小的改变，人生的风景也会大有不同。

适度休闲，偷得浮生半日闲

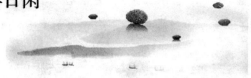

　　唐朝诗人李涉题在鹤林寺壁上的诗有这样一句："因过竹院逢僧话，偷得浮生半日闲。"意思是能在忙忙碌碌的浮生中偷得那么一段闲暇，做点儿自己想干的事情，真是人生一大幸事。

　　我们每个人也都在忙碌着：为了家庭，为了工作，为了追求事业的成功和更好的生活。然而很多时候我们都太忙了，忘记了在这匆忙的前行之中驻足片刻，欣赏一下沿途的风景，感受一下"半日闲"。

　　我们的生活有阳光，也会遇到阴云密布的时刻。所谓的阴云其实正是因为压力而感到的疲劳。倘若天空永远都是阴云密布，那么世界上的一切都会灭亡，如果我们匆匆几十年总被一个"累"字包围着，我们岂不活得太冤。为何不让自己活得轻松点呢？为何不让生活的节奏放慢一点，让自己更洒脱一点呢？

　　一位英国经理人曾说过："当我脱下外套的时候，我的全部重担也就一起卸下来了。"如果你发现自己总是被家人、朋友围绕着，耳边充斥着各种让人烦闷的噪音，整日忍受着繁忙工作，被家庭琐事无穷地折磨，每天的神经都绷得紧紧的，那么你真的应该规划一番自己的生活，去旅行，去玩乐，让自己彻底放松一下；否则，抑郁、焦虑、失眠都会纷至沓来。

　　桑德勒是加州的一个律师，工作非常认真，因此获得了应有的地位和财富。然而，当他的事业所越做越大时，他却发现了一个严重的问题：自己患上了失眠症。每天晚上，桑德勒都无法安然入睡，尽管他已经非常疲惫，可依旧无法入睡。

因为律师职业的缘故，桑德勒平常休息的时间不多，他很少和朋友们聚会，更没有和妻子一起旅行过，每天都在大量的卷宗中疲于奔命。他的妻子劝他："你别这么拼命了，你看你总是忙，晚上也不睡觉，饭都不怎么吃，比过去瘦了好几圈！"

看着镜子里的自己，桑德勒几乎认不出了自己。当年那个意气风发、朝气蓬勃的年轻人，如今看上去却像 50 多岁。桑德勒感到很忧虑，他不知道该怎么调整，于是每天只能靠工作麻痹自己，到了晚上也不能停止。因为无论怎样，他都感到有那么多压力，客户的指责、对方律师的刁难，这让他怎么能睡得着？

渐渐地，桑德勒的精神状况越来越差，就连事务所的其他同事也都劝他，让他好好放松一下。可是桑德勒认为，事务所是自己开的，要是不抓紧，那一定会出大问题。就这样，桑德勒每天都是工作、工作，一个星期下来，他睡觉的时间居然只有十个小时！

终于有一天，在法庭上，桑德勒昏了过去。后来医生告诉他，因为长期失眠的缘故，他的精神状况到了崩溃的边缘，甚至威胁到了生命。桑德勒吓坏了，赶紧下放工作，并和妻子到墨西哥旅游了一番，这才渐渐恢复了健康。

这次旅行，桑德勒收获了许多快乐，失眠症也不治而愈，生活和工作也重新走上了正轨。这让他明白：适度的休闲是保证生命质量的不可或缺的一环。

我们要明白，生活的意义不仅仅是为了得到财富、得到地位。在保证物质生活的同时，我们更应该追求内心的快乐与满足，而不是在疲劳中度过一生。所以在生活中，我们必须学会脱下乏味和疲劳的外套。即使我们只是个普通的小职员，也不必为了追求财富而让自己陷于疲劳之中。除了利用休假旅游，在平常的工作生活中，只要给自己几分钟的放松时间，我们就能改变自己内心的疲劳状态。哪怕只是每工作一个小时，就抬头看看窗外，也是对身心很好的放松。

怎样安排休息可以既不影响我们的工作生活效率，又能收到良好的效果呢？可以试试以下几种放松训练方法。

1.呼吸放松法

我们可以先锻炼清楚地觉察和意识到自己的呼吸状况。因为我们在躺着的时候是采用的腹式呼吸，可以躺下来去体验。

首先要穿着宽松舒适的衣着，保持舒适的躺姿，两脚向两边自然张开，一只手臂放在上腹，另一只手臂自然放在身体一侧。然后缓慢地通过鼻孔呼吸，感觉吸入的气体凉凉的，而呼出的气息有点暖。吸气和呼气的同时，感觉腹部的涨落运动。保持深而慢的呼吸，吸气和呼气的中间有一个短暂的停顿。

几分钟过后，坐直，把一只手放在小腹，把另一只手放在胸前，注意两手在吸气和呼气中的运动，判断哪一只手活动更明显。如果放在胸部的手的运动比另一只手更明显，这意味着我们采用的更多的是胸式呼吸而非腹式的呼吸，我们就要多尝试腹式呼吸。

练习腹式呼吸，同时提示自己身上哪些部位还紧张，想象气体从那些部位流过，带走了紧张，达到放松的状态。

2.肌肉放松法

国外有研究者把每一部分肌肉放松的训练过程总结为如下 5 个步骤:集中注意—肌肉紧张—保持紧张—解除紧张—肌肉松弛。

首先选择一个舒适的座椅和一个舒服的坐姿。拿掉一些束缚的东西,如手表、领带、眼镜等。之后将注意力集中在身体的每个肌肉群上:手臂、脸和颈部、胸、肩、背、腹部、腿和脚。有意识地将它们逐一放松,之后试着感觉哪些部位还比较紧张,再针对这个肌肉群进行放松。当放松手臂时,先握紧拳头,然后放松,接着向后弯曲手腕,使得手背和前臂紧张,接着放松。接下来放松肩膀,耸起一侧肩部向耳部靠拢。保持肩部的紧张,随后让肩部放松。换另一侧肩膀做同样的练习。对于颈部,可以将头紧靠在椅背上。感觉颈部和后背的紧张,保持几秒钟,然后放松;接着头向前、向下伸,感觉颈前部肌肉的紧张,然后放松。胸部则采取深呼吸的方法,让空气充满整个胸腔,憋一会儿,然后恢复放松状态。背部的放松要向后弯曲至紧张状态,然后保存放松。用力伸直双腿,保持数秒,然后放松。最后将脚尖尽量朝上指,使你的小腿肌肉绷紧,然后放松。

在进行过一系列肌肉放松之后,如果觉得哪个部分还处在紧张状态,那么就针对该部位再进行一次放松。

肌肉放松之后,再留一点时间感受放松状态,这个时候可以给自己一些暗示。比如说:我现要数五个数字,数完之后当我开眼睛,周围一切都很合我心意。

3.想象放松

首先选一个安静的房间,平躺在床上或坐在沙发上。闭上双眼,身体自然放松。

想象一个你熟悉的、令你感到高兴或是宁静的、具有快乐联想的景致，也可以是森林或是海边。

在头脑中仔细观察自己想象中的世界，寻找一些细微之处。比如想象在海边，就想象沙滩上贝壳的形状和颜色，一波波海浪的形状和声音，还有海风腥咸的气味，等等。尽量详细地描摹这个世界。

接下来在你幻想的世界中加入你自己：你躺在海边，周围风平浪静，波光熠熠，一望无际，使你心旷神怡，内心宁静、祥和。

随着景象越来越清晰，幻想自己越来越轻柔，飘飘悠悠离开躺着的地方，融进环境之中。阳光、微风轻拂着你。你已成为景象的一部分，没有事要做，没有压力，只有宁静和轻松。

在这种状态下停留一会儿，然后想象自己慢慢地又躺回海边，景象渐渐离你而去。再躺一会儿，周围是蓝天白云、碧涛沙滩。然后做好准备，睁开眼睛，回到现实。

休息并不一定要花费大量的时间、金钱外出旅游、度假，或是要请人做按摩。只要掌握了正确的方法，那么在任何时候，都可以通过积极的调整让自己摆脱身心的疲倦，回到最佳状态中来。

充实生活内容，让身心"动"起来

我们心中的很多烦恼和倦怠感不是因为我们太忙了，而恰恰是因为我们不知道该做些什么，于是一天天得过且过，对于生活也好，学习也好，工作也好，都越来越感到厌倦，心也就越来越累了。而对于这样的情形，解决之道就是让自己忙起来。

也许你会觉得这样的话很不可思议：我明明已经很累了，为什么不让我休息，却要让我变得更忙呢？

在确定这种方法是否适用你之前，先问问自己：你心中的疲惫究竟源自何处？是高强度的工作让你得不到片刻休息带来的疲劳呢，还是对于工作和生活的厌倦情绪造成的？如果是前者固然需要休息；如果是后者，那么你需要的恰恰相反，是让自己的身心都"动"起来。

有一个小和尚，在寺庙中整天念经，他经常感到心烦意乱。

在一天夜里，他做了一个奇怪的梦，梦见自己去阎罗殿的路上，看到一座金碧辉煌的官殿。官殿的主人看到他后，就请他留下来居住。

小和尚说："我每天都忙于念经和学习佛法，现在每天只想吃，想睡，我非常讨厌看书。"

官殿主人答道："如果是这样的话，那么世界上再也没有比这里更适合你居住的了。我这儿有丰富而美味的食物，你想吃什么就吃什么，不会有人来打扰你。而且，保证没有经书给你看，你也不用去刻意领悟佛法！"

听罢此话，小和尚就高高兴兴地住了下来。

在开始的一段日子中，小和尚每天除了吃，就是睡觉，感到异常快乐。渐渐地，他觉得有点寂寞和空虚，于是就去见官殿主人，抱怨道："这种每天吃吃睡睡的日子过久了也没有多大意思，我对这种生活已经提不起一点兴趣了。你能不能给我找几本经书看看，或者时不时地给我讲几个佛祖的故事听呢？"

宫殿的主人答道："对不起，我们这里从来不曾有过这样的事，你还是待在这里面好好地享受吧！"

又过了几个月，小和尚感到内心空虚极了，就又去找宫殿的主人："这种日子我实在是过不下去了。如果你再不给我经书念，我再听不到佛法，宁愿去下地狱！"

宫殿的主人轻蔑地向他笑了笑："你以为这里是天堂吗？这里可是真正的地狱呀！"

对于很多心理疲劳的人来说，虽然他们每天在上班、下班、吃饭、睡觉，但是他们却只愿意让自己处在一个自己可以得心应手的环境中。无论工作还是生活，他们都不愿意投入更多的热情和关注，而只是简单地重复着一天天的日子。这样的生活，虽然身体似乎在"动"，但心却已经一潭死水。就和故事中的小和尚一样，内心空虚，因而饱受煎熬。

让身心"动"起来，不是简单的物理运动，而是激发自己的热情和激情。给自己一个可以激发自己动力的目标，并且朝这个目标付出努力，让自己不再限于对生活、对未来都毫无热情的迷茫状态中，如果长时间处在这样的状态，我们就会像被温水煮的青蛙一样，毫无察觉地慢慢步向死亡。

寒号鸟的故事很多人都听过。

传说中，有一只叫"寒号鸟"的小鸟，它全身长满美丽的羽毛，它十分骄傲，认为自己是全天下最漂亮的鸟，每天都在树上叫着说："就连凤凰都比不上我！"

夏天来了，寒号鸟在森林里飞来飞去，炫耀自己的美丽，它和其他鸟儿一样，饿了吃些虫子，渴了喝点山泉，日子过得十分惬意。

秋天来了，鸟儿们开始忙碌，有些鸟儿向南边飞去，有些开始筑巢、储存食物，只有寒号鸟什么都不做，整日飞来飞去，夸耀自己的羽毛。

冬天来了，寒风呼呼地吹，鸟儿们都躲在温暖的窝里，吃自己储备的食物。寒号鸟呢？寒风吹掉了它的羽毛，它只能躲在石头缝里，大叫道："明天一定垒窝！明天一定垒窝！"

到了第二天，太阳暖洋洋地照着森林，寒号鸟忘记了昨天的寒冷，高兴地唱着歌说："得过且过！得过且过！"它就这样混日子，还是不肯垒窝。终于有一天晚上，刺骨的寒风不断灌进石缝，寒号鸟在哀号中冻死了。

有时候，我们会和寒号鸟一样，对生活产生一种"得过且过"的心理：生活节奏这么快，为什么不可以偷偷懒；心情如此郁闷，为什么一定要强打精神；明天依然有做不完的事，不用太着急……"明天再做好了"。然而这种想法却并不能让人变得快乐或轻松，事实上恰恰相反，这样无所事事、碌碌无为的心态让人的心过早地衰老了，人也越来越不快乐，越来越疲惫不堪。

那么，是什么阻碍了我们的身心保持活力呢？

第一道阻碍：严重的惰性。

因碌碌无为而产生倦怠感并造成心理疲劳的大多是懒人，当然，不是说他们在日常生活中形象有多么邋遢，而是在做事时，他们永远都是一副懒洋洋的神态。他们喜欢拖延，喜欢投机取巧，喜欢依赖合作者。他们自己不紧不慢，奇怪别人竟然那样忙碌。在他们看来，生活中事情分为两种："可以不做的"和"不能不做的"。随着他们惰性的增加，"可以不做"的范围越来越大，他们想做的事越来越少。最后，他们成了名副其实的懒惰者，开始幻想不劳而获。

第二道阻碍：一味地安于现状。

这些人虽然勤勤恳恳，看上去兢兢业业，但是他们的缺点是太过安于现状，他们不会觉得自己不好，有些人甚至以为自己非常优秀；不会觉得生活有什么不好，认为生活就该是平平淡淡的。他们不会追求更多的东西，不会有更高的理想，对自己只有一个要求：照现在的样子继续。在潜意识里，他们害怕打破现状，害怕未知的变数。

虽然坦然接受人生中不能改变的现状是一种自我保护，但是如果没有尝试过去改变就一味接受，就成了消极的心态。

第三道阻碍：没有危机意识。

这一类人最大的麻烦，是把"现状"当作安乐窝，看不到潜在的危险，他们在有阳光的时候，不会为冬天做准备，晴天的时候不知道会下雨，不会准备一把伞，"临时抱佛脚"是他们常有的状态。当生活中出现一丁点小波澜，最慌手慌脚的肯定是寒号鸟一族，他们不知道"未雨绸缪"的重要性，只要现状还算凑合，他们不会想到可能出现的麻烦，等到"冬天"来了，他们总是最先"倒下"的一批人。

想要改变这种无所事事却总是心力交瘁的状态，就要认清我们所面对的这些阻碍，找到自己的问题所在，并一一攻克它们，给自己的心找一个方向和目标，让我们的身心都重新鲜活地"动"起来。

备感压力的工作，不妨换一个

"天生我材必有用"。然而在现实生活中，来自工作的压力和不顺遂常常让我们怀疑这句话的正确性。

人生的两大选择，一个是工作，一个是婚姻。这两个选择的好坏直接决定了人生的幸福程度，如果任何一个选择不够谨慎出现了问题，那么人生也就难以走向幸福和成功。因此，在选择工作时，必须采取非常谨慎的态度。

然而实际情况是，很多人最开始选择工作时，或是因为缺乏社会经验；或是刚刚进入某一领域对于工作内容并不了解；或是没有进行合理的职业规划，对于工作的压力和风险预估不足，结果导致选择了一份自己不喜欢、不擅长、超出自己能力范围的工作。

刘春辉一个保险公司的老总，个人资产高达千万。但是，很少有人知道他是历史系毕业的，在干推销员之前还办过学校。

有一次，公司招募了一批新人，刘春辉对他们讲起了自己的过去："事实上，我曾经是个很没趣的老师。由于我的课很沉闷，学生个个都坐不住，因此，我讲什么他们都听不进去。我之所以是没趣的老师，是因为我已厌烦教书生涯，觉得教书毫无兴趣可言。这种厌烦感在不知不觉中也影响到学生的情绪。最后，我实在无法忍耐了，便向校领导提出了辞职，理由是我与学生无法沟通。"

刘春辉的话让下属们大吃一惊。刘春辉笑了笑说："其实选择放弃，现在看来是非常正确的。因为在我犹豫的那段时间里，我每天都陷于急躁之中，对什么都打不起精神，这严重困扰着我的生活。但是当我放弃后，我发现自己轻松了许多。"

接着，刘春辉又说道："离职后，我痛下决心，决定在社会上闯出一番事业。就这样，我才找到推销员这份可胜任且愉快的工作，最终发展出自己的公司。如果我不辞职，也就不会振作起来！基本上我是很懒散的人，整天都病恹恹的。当我从学校离开后，那份生活的压力正好惊醒我的懒散之梦，因此，到现在为止，我还是很庆幸自己当时选择了辞职。要是没有辞职，那后果一定会不堪设想，而我也不可能闯出今天这个局面。"

"我为什么要选择做这种工作？""我明明已经很努力了，为什么还是不行？""太累了，我要受不了了！""我恨死上班了"……如果这些话语已经成为你生活中的常态，那么也许是时候该重新审视你的工作了。

古人说："闻道有先后，术业有专攻。"我们每个人都有自己擅长的方面，也都有自己所不擅长的领域。如果我们天性腼腆，却仅仅是考虑就业的机会比较大而投身于销售领域，那么我们每天都要面对着与陌生人打交道带给我们的焦虑和压力。在这种情况下，与其自己勉强强撑着，付出多于别人几倍的精力才能勉强得到和别人一样的业绩，那么还不如干脆退出，去做自己更擅长的事情。

人际关系大师卡耐基曾经指出，在保险销售行业，每年都只有十分之一的人可以留下，而即使成为这十分之一，第二年又要同样面对着百分之九十的淘汰率。对于这样高压力的工作，如果不是发自内心地喜爱或是拥有特别的天赋，最好不要轻易选择。

但如果你已经做起了一份超出你的能力、压力大到令你难以支撑的工作，该怎么样做呢？跳槽？也许对于那些已经在一份工作中苦苦支撑了很多年的人来说，这个选择实在很难做出。

跳槽意味着放弃自己在目前的岗位上已经付出的多年打拼，要进入一个陌生的领域一切从头开始，并且在如今就业环境并不乐观的大时代背景下，能否找到一份更好的工作也实在令人担忧。

那么，在作出是否跳槽的决定前，你应该先问自己三个问题：

1.我想要什么

想要问问自己，想要过什么样的生活？是在当前的城市，还是其他城市？是选择自己更擅长的，还是更喜欢的？工作是否会影响到自己照顾家庭？

知道自己想要什么这一点对于我们的决定非常重要。如果我们真正想要的和我们现在的工作完全没有吻合之处，那么是否还要继续这份工作恐怕就值得思考了。这个问题的答案也直接影响到我们对于要换的新工作的规划。

2.我的职业期望是什么

问问自己，对于工作的前景的期望是什么。

搞清楚自己的职业期望，之后审视自己目前的工作是否能够提供满足自己期望的机会。如果可以，那么就再想想以自己目前所承担的压力来追求这个期望是否值得；如果不值得，那么就要考虑去更适合自己的平台了。

3.新的工作是否能够达成我的人生目标？

考虑换工作，并不是简单地抱怨一番目前工作的不满意之处就能作出的决定，因为任何工作一定都包含着它固有的压力和风险。当我们考虑换工作时，不仅要审视自己目前的工作，也要同样谨慎地考虑自己计划从事的新工作。只有确定新的工作更能实现自己的人生价值、职业目标，这样的换工作才是谨慎的。

在作出换工作的决定前，我们一定清楚，换工作是一个可能要付出高成本，并伴随着风险的行为。因此，绝不能草率行事。

下面一些关于换工作的误区，需要我们避免。

1.贪图安逸

有些人觉得现在的工作压力太大，于是只想着换一份轻松的工作，却没有考虑到自己的职业期望和人生目标。这样换工作的结果往往是过了最初几个月的清闲日子后就开始感觉到厌烦，对于工作甚至生活都失去了热情。

2.高学历，就应该去大公司

有些人觉得自己是高学历，在没什么名气的小公司实在太屈才了，看到昔日同窗进入了500强企业，便也跃跃欲试。事实上，学历只是一个人能力的表现之一，人的个性、技术、经验等方面也影响着一个人的工作能力，如果仅仅是拿着高学历就想去更大的公司，那么很可能只是将自己置于更大的压力之下。

3.将换工作当成加薪的途径

的确，在某些行业换工作确实是最快速获得加薪的方式，例如流动率很高的广告业，或是某些顶尖的技术人员。但是，加薪不等于好前景。很多公司在挖角阶段，通常会提出高于一般水平的代价来达到目的，然而，在你进入新公司后，却发现发展机会并不如你预期的大，甚至该公司还在极不稳定的状态，那么，就算薪水比较高，你也不一定可以领得长久。

4.下一个会更好

除了目前工作的压力外，想追求更好身价或发展，常常是换工作的关键原因。只是，无论哪一种原因，都必须面临下一家公司也有可能遭遇同样问题的风险，所以没人能保证"下一个会更好"。因此，在考虑换工作前，先仔细评估自己要的到底是什么、有没有能力和足够的精力去适应新的工作。越了解自己的实力和底线，就越有可能找到最适合自己的工作。

5.忽视家庭

要记住，工作的变动不仅仅是你个人的事情。你的工作时间、工作地点、工作心情的改变都可能会对你的家庭成员的生活产生很大的影响。因此，在决定换工作之前，一定要征询家人的意见，并且尊重他们的想法。

此外，我们还要明白的是，换工作并不是一种消极的逃避，更不是说目前的工作遇到一点困难就选择放弃。相反，辞掉不适合、不能承担的工作，谨慎地选择一份更适合自己发展的职业，是为了避免一条道走到黑的困窘，是在"山重水复"中主动寻找"柳暗花明"的积极举动。

不要让一份压力过大的工作影响你人生的幸福，那样的话，不如重新开始，选择一条崭新的路，走出自己的海阔天空。

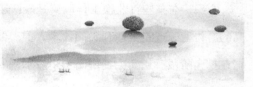

一次只专注于一件事情

日本著名作家村上春树曾经说过："没有专注力的人生，就仿佛睁大着双眼却什么也看不见。"

可是对于现代人来说，专注于一件事情实在是太难了。社会前所未有地高速发展，大量的或真或假的信息充斥在我们周围，各种有形无形的诱惑时时刻刻地聒噪着我们的耳朵，而生活中千头万绪的杂事又充斥着我们的心灵。

面对这样的现状，我们即使想要一心一意，却也常常求之不得。这样的情况常常发生：我们刚刚开始一份工作，就接到另一个客户的电话；我们刚想好好读书充电，孩子却突然闹病；我们终于有时间陪家人出去旅行，却一路上都被工作方面的电话搅得不得安宁。

我们何尝不想专注呢？我们都读过那些伟大的发明家将自己关在实验室几个昼夜废寝忘食的故事。可是在现代社会，我们需要合作，需要理顺人际关系，需要照顾家人，又怎么可能不管不顾地投身于一件事情却对其他置之不理呢？

是的，现代社会要求我们处理好方方面面的问题，保持好家庭与工作的平衡，游刃有余地应对人际关系，才能取得最后的成功，但是这是否意味着我们不再需要专注力了呢？不是的。

专注是对眼前从事的项目百分之百投入。我们并不需要像过去的发明家那样投入于一项发明几天几夜废寝忘食，而是当我们坐在办公室的八个小时中，就要心无旁骛地处理工作；而当我们回到家时，就应该将工作的事情关在门外，给家人百分之百的陪伴；休闲娱乐时，就将其他烦心事抛之脑后，全身心地畅享属于自己的时光……这样的专注可以让我们以最高的效率来应对工作，以最佳的姿态面对亲人，也能以最尽情的心境畅享人生。

一天，弟子们与老师一起在田中插秧。一上午过去了，弟子们插的秧看上去总是歪歪扭扭，而老师插的却整整齐齐，就如尺子量过的一样。

弟子们看到后感到极为疑惑，就问老师道："老师，你是如何将禾苗插得那么直的？"

老师笑着说："其实这很简单，在插秧的时候，眼睛只要盯着一个东西，这样就能插直了。"

听了老师的话，弟子们就都卷起裤管，按照老师说的，开始插秧，他们很快地插完了一行秧苗，但是，这次插的秧苗竟然成为一道弯曲的弧线。

这是怎么回事呢？弟子十分不解。于是，老师就问弟子们："你们眼中是否只盯住了一样东西呢？"

"是呀，我盯住了那边吃草的水牛，那可是一个大的目标呀！"有一个弟子如此说。

老师笑着说："水牛边吃草边向前走，而你在插秧苗的时候也会跟着水牛来回移动，等于你选择了一个会来回移动的目标，这样如何可能将秧苗插直呢？"

这时候，弟子们才恍然大悟。这次，他们就选定了远处的一棵大树。插完一看，插出的一行行的秧果然都很直。

人的精力是有限的，如果我们不能将自己的视线专注于一点，那么到头来恐怕什么都做不成。

如果一个人在工作和生活中投入了热情和专注，那他定会有所成就，而且还能够满足他们的事业心。想获得成功和幸福的人生，就必须懂得专注。美国一家著名橡胶公司的董事会主席威尔罗格斯曾经指出，为了获得成功，你必须知道你正在做的事，专注于你正在做的事，并相信你正在做的事。

那么怎么才能保持专注呢？英国肯特大学发布的一篇文章进行了详细的说明。

1.培养良好的习惯

养成在固定时间、固定地点专心学习工作的好习惯。如果可能，在进入学习或者工作状态前做一些小仪式，比如摆个姿势，戴上学习帽什么的。就好像在运动前做准备活动一样，给身体一个提示。

2.让头脑做好准备

避免在学习或工作前做什么让你兴奋的事情。在学习或工作前，花几分钟稳定思绪，并且保持积极情绪，相信自己可以克服一切可能遇到的困难。

3.循序渐进

花一点时间计划一下准备做什么。把工作划分成具体的条目，每次专心完成其中一条就好。

4.保持积极

采用多种形式，保持大脑处于积极状态。学习的时候可以记笔记、划重点、自问自答、组织讨论、融会贯通、形象化概念，等等。隔一段时间就换个主题做做，保持新鲜感。

5.劳逸结合

工作间隙休息一会儿对恢复脑力很有帮助。特别是在对付比较难比较枯燥的问题时，可以缩短工作周期，比如干二十分钟就小歇一会儿，如此循环。长时间坐着会导致大脑缺血。休息的时候走一走，做做伸展运动，深呼吸，让大脑得到充足的氧气。如果你是对着电脑工作的，别忘了让眼睛休息一下，看看远处，放松眼部肌肉。

6.自我奖励

做完了就奖励一下自己，轻松一下。

做任何事情一定要专注于一个目标，只有这样，才能有效率地将事情完美地完成，才不会让自己瞎忙。有一位哲人这样说，哪怕是最弱小的生命，只要将全部的精力集中到一个目标上也会有所成就；而再强大的生命如果将精力分散开来，最终也只会一事无成。你有聪明睿智的大脑，有横溢的才华，但是，你若无法在前进的过程中专注于自己的目标，总是三心二意，等于是在瞎忙，不仅白白耗尽了自己的精力，浪费了自己的时间，最终也只会一事无成，让心处于迷茫之中。

如果一个人非常努力只想将所有的事情都做好，那他最终将会一事无成。要在有限的生命中完成一流的事业，就必须要有所选择，有所坚持，有所放弃，集中全部的精力专注地去做一件事情。

只有懂得专注工作的人，才能收获成功；只有懂得专注家庭的人才能收获温馨；只有懂得专注享受的人，才能收获轻松。只有懂得每次只专注一件事的人，才能收获最终的快意人生。

提前制订计划，不再无度拖延

古人说："凡事预则立，不预则废。""预"说的就是计划。计划分为两部分，一部分是想要达到的目标，一部分是达到目标的具体步骤。不管做什么事情，光有目标或光有步骤都是不够的，只有将指导性的目标和详细的步骤结合，才能达到最好的效果。对于这句话我们耳熟能详，可是能够身体力行的人却是少之又少。

为什么不去制订计划呢？对于这个问题，恐怕大多数人都答不出个所以然来。有些人觉得反正事情迟早都要做完，没必要特地再花时间制订计划；有些人觉得就算计划了也不一定会按照其来完成，还不如不计划；还有些人觉得计划会给人压力，讨厌被计划逼迫的感觉。

可是不计划，这些问题就不存在了吗？缺乏计划，往往使得那些"迟早"要完成的事情都混乱地堆在一起，甚至直到最后才去熬夜勉强完成；缺乏计划，使得我们面对纷繁的事物根本无从下手，结果一直在忙，却似乎没有成效；缺乏计划，让我们面对的任务不是一条条清晰明确、易于解决的具体工作，而是繁重巨大的挑战，这种压迫感远远大于制订计划所带给我们的压力。

现代人普遍被拖延症所折磨着。而提前计划，再按计划去实施就是战胜拖延症最有效的手段。

当我们接到一份任务时，首先根据任务的内容，将其细化为具体的步骤，再根据步骤多少和难易程度以及任务时间分配每一天的工作。就像要写一本100万字的小说，听到这样的任务，大概很多人都觉得不可能完成，但是如果将任务细化，每天写一万个字，分一百天写完，那么我们的压力就大大减少，而且每天除去工作之外也有了自由支配的时间。

现代人总在说忙。可是我们每天花在工作上的时间中，究竟有多少是有效率地进行工作，有多少只是对着工作发愁、拖延？如果真的能保持高效率的工作，那么我们的工作时间其实可以大大缩短，而工作压力也会随之减小。

在1984年的东京国际马拉松邀请赛中，日本选手山田本一出人意料地获得了世界冠军。在这之前，很少有人知道他的名字。他凭借什么取得如此惊人的成绩呢？

山田本一在他的自传中说道："每次比赛之前，我都会事先乘车仔细地观察一遍路线，然后把沿途比较醒目的标志画下来。譬如，第一个标志是银行，第二个是大树，第三个是红色房子，等等。就这样，一直画到终点。比赛开始后，我就奋力地冲向自己的第一个目标，到达了那里之后，我就会用同样的速度向第二个目标冲刺。几十公里的赛程，被我分解成了一个又一个的小目标。完成了几个小目标，我就顺利地跑到了终点。最初，我并不知道这样做很有效，我总是把目标定在终点线，结果我跑到一半的时候就已经感到十分疲惫了，想到前面还有如此遥远的路程，就被吓倒了。"

　　马拉松的行程就如同一个大的计划，若是总想着一口气抵达终点，走到一半的时候就会感到累，甚至让这个遥远的目标把自己吓倒，最终让"行动失败"。有句话说得好："罗马不是一天建成的！"当你暂时没有办法一下达到中心计划的时候，不妨给自己设定一些小的、比较容易达到的计划，并竭力将这件事情做好。

　　我们面对工作时也常常是如此，如果一心只盯着最终的目标，那么很容易感到气馁，很容易产生挫败感。但是如果将目标进行细化，制定每一天的具体计划，那么原本宏大的目标就容易实现了。

　　看一看欧美的大型 IT 公司，这些公司常常公布自己会在一两年后发布的革命性产品。要在一两年间都专注于同一件事，且需要 300 天甚至 700 天之后才能完成的事并不容易，他们是怎么做到的呢？就是制订计划，每天只完成计划内的任务。一旦当天的计划完成，他们就去放松和休闲，以确保第二天能以同样的热情和精力投入到工作中来。

　　美国一位 84 岁的老太太徒步走遍了整个美国，她的事迹在当时引起了极大的轰动。人们为她的成就感到惊讶和不可思议。当记者问她是如何完成徒步走遍美国这一宏伟计划的时候，她的回答很简单："我的计划只是前面的那个小镇。"

人生就是这样。每个人都渴望制订自己的人生计划，并为实现这个计划而努力工作。如果能够找出更快、更有效率的方法来完成每天的例行工作，那么许多小的成功终会引来更大的成就。当然，这就要求你的计划必须是具体的、能够实现的，这一点至关重要。如果计划不具体，甚至无法衡量是否已实现，那便会打击人的积极性。毕竟，向计划迈进是成功的动力，如果无法知道自己到底前进了多少，就很容易抱怨自己的付出没有得到回报，甚至泄气，以致放弃行动。

那么在制订计划时，我们有哪些需要注意的事情呢？

1.有大有小，化大为小

一个完美的计划，要"大""小"结合。首先要有一个大规划，也就是最终目标。这个目标只是一个大方向，在实际计划中，它会被分解成无数步骤，我们看到的和正在做的，永远是其中的一个小目标。

2.预留空间，收放有度

计划是基于预见性的一种规划，并不完全等于切实的时间表，在制订的时候，需要考虑各种意外因素和不可知因素，需要准备相对宽松的时间解决；而在执行具体计划时，也许会发现更加便捷的途径，这时需要改变计划表。因此计划要有一定的弹性限度。

3.做好手边的事

在具体执行计划的时候，有些人会着急，恨不得马上把计划表上的事全部做完，或者几件事齐头并进一起做，其实，太急于完成最终的目标，反倒做不好手边的事。正确的步骤是把手边的事一件一件解决，接下来的事情自然就不成问题。换言之，先做好离你最近的那件事，再做下一件。

4.严格遵守计划

再好的计划如果缺少严格的执行也是毫无意义的废纸一张。一旦制订了计划，就要严格按照计划完成。即使需要加班等额外时间，也不要松懈自己；否则一旦开始放松了计划，那么很可能接下来的整个计划都功亏一篑。

另外制订计划的时候还要注意计划的条理性、可执行性和日工作量的平均性。只有综合考量任务目标和自身情况，才能够制定出最合理的计划。

制订计划和严守计划是战胜拖延症、减低工作压力、提高工作效率的有效途径，也是我们培养自律性、改善行动力缺乏的最佳方式。因此，面对艰难的任务和巨大的压力时，不要把时间荒废在发愁、哀叹上，马上给自己制订一个切实可行的计划，并按此执行，你会发现，其实原先让你头疼的任务，就在你一项一项地完成计划的过程中，已经被你轻易地踩在了脚下。

调整生活方式，对自己的健康负责

高血压、糖尿病、神经衰弱、抑郁症，甚至是"过劳死"，这些二十年前而鲜有耳闻的疾病，如今却频频出现在我们身边。

一方面，是现代社会高压力、快节奏、大强度的生活使得每个人都像一根弹簧被绷得紧紧的，身心疲惫不堪；另一方面，是现代化的生活方式让我们习惯坐车而绝少走路，习惯电梯而不肯走楼梯，习惯了简便的快餐和复杂加工的食物而很少愿意好好地为自己和家人做一顿营养均衡的晚餐。

一方面是疲倦和压力蚕食着我们的心灵，一方面是不健康的生活方式侵蚀着我们的身体。我们的健康就像是一座堤坝，在内外双重的侵蚀中变得摇摇欲坠。

如果人生是一串数字，那么地位、成就、学历、金钱都不过是后面的零，而只有健康才是最前面的"1"。如果没有了健康，其他的一切都将毫无意义。

对于一个只能躺在病床上、连出门都做不到的人来说，再豪华的跑车又有什么意义？对于失去了健康，每天只能够与药瓶子打交道的人来说，有再高的学历又有什么作用？对于病入膏肓，不知道还有没有明天的人来说，即使再显赫的声名也不过是虚空。

可是现在人们对于健康普遍太过忽视了。我们付出健康这个"1"的代价来拼命换取后面的那些"0"，直到丧失了健康，才知道这一切的追求都是竹篮打水。

当然，没有人不想要健康，可是当你试图和一个人去谈论健康时，往往得到的是这样的回答："每天要应付工作、照顾家庭我已经力不从心了，哪儿还有空来锻炼身体啊？"直到"过劳死"的新闻传来，他们才倒吸一口冷气：自己的疏忽原来可能有这样的后果。

可是对于很多人来说，短暂的震惊之后，他们依然继续着之前不健康的生活，依然让自己的身体一天天地为自己选择的生活方式付出代价。

从前有一个流浪汉，他经常自言自语地说："我真想发财呀！如果我发了财，我要让所有的流浪汉都有房子住，吃饱穿暖，我绝不做吝啬鬼……"

他就这样一遍遍地祈祷，终于有一天，一个神仙找到了他。神仙对他说道："我听到你的祈祷了，你就要发财了，我这就给你一个有魔力的钱袋。这钱袋里永远有一枚金币，是拿不完的。但是，在你觉得够了的时候，就必须把钱袋扔掉，才可以开始使用那些金币。"说完，神仙就不见了。

这个流浪汉惊讶地揉了揉眼睛，以为自己是做梦。不过，他发现自己的身边真的出现了一个钱袋，里面装着一枚金币！流浪汉把那枚金币拿出来，里面又有了一枚。于是，流浪汉不断地往外拿金币，他一直拿了整整一个晚上，金币已有一大堆了。看着这些钱，这个流浪汉想："这些钱已经够我用一辈子了。"

第二天一早，他拿着这些钱，准备到街上买面包吃。但是，在他花钱以前，必须扔掉那个钱袋。他舍不得扔掉那件宝贝，他又继续从钱袋里往外拿钱。每次当他想把钱袋扔掉的时候，他就总觉得钱还不够多。

就这样，日子一天天过去了，他的金币越来越多，多到可以买下一个国家。可是，他总是对自己说："还是等钱再多一些才好。"于是，他不吃不喝拼命地拿钱，金币已经快堆满一屋子了，但他却变得又瘦又弱，脸色蜡黄。他虚弱地说："我不能把钱袋扔掉，金币还在源源不断地出来啊！"

没过多久，因为水米未进的缘故，这个已经成了大富翁的看起来却非常虚弱。但即便如此，但他还是在用颤抖的手往外掏金币。最后，由于又累又饿，他死在成堆的金币里。

听到这个故事的人都觉得流浪汉愚蠢，可是我们做的事情和他又有什么不同呢？我们总想着等我们积累了足够的财富、有了稳定的地位之后再来关心我们的健康，结果我们就像这个不断从钱袋里取钱的流浪汉一样，不断地追求着更多的财富、更高的地位，直到我们的健康受到严重的损害，再也不能恢复时才悔恨地叹息。

在一些地方，每天傍晚时间都能看到大批人在沿街慢跑，这些人有年轻人，有老人，有男，有女。他们在发达而繁忙的都市里结束了一天的工作，但是他们选择以运动来作为放松和休息。运动对于他们来说，就像每天要吃饭、喝水一样，也是生活一个必须而自然的组成部分。并不是因为他们比我们有更多的时间，而是因为他们懂得，没有人可以为你的健康买单，除了你自己。

那么，在都市生活中，怎样的生活方式可以改善我们的健康状况呢？你需要从以下几个方面入手。

1.规律作息

昼夜节奏的扰乱，会造成人生物钟的混乱，并引起一系列身体问题，如：内分泌紊乱、植物神经系统紊乱、免疫系统紊乱、高级神经系统疲劳；而长期的昼夜颠倒，则血压容易过高，心功能储备降低，以及发生冠心病的概率都更高。也许有些人觉得我长期熬夜，但身体并没有出过什么毛病。但事实上，由于我们如今过于依赖汽车、电梯等交通工具，我们测试自己身体机能的机会其实非常少。而在我们不知不觉中，我们的身体功能却因为不健康的作息一直下降着；当我们真的意识到问题的严重性时，恐怕再改变已经来不及了。

规律作息是保持身体健康的基础，也是我们对自己的健康负责应该做到的第一步。

2.健康饮食

高血压、糖尿病等疾病不知不觉已成为我们生活中的常见病，在城市里几乎每一个人身边都少不了几个"三高"患者。而这种疾病的高发与我们日常的不良饮食习惯息息相关。

如今生活水平大大提高，但健康知识尚未完全普及，高热量、高脂肪、高胆固醇的食品成为很多人日常饮食的一部分。而运动的缺乏使得摄入的过多热量无法被消耗，于是积攒在身体中造成肥胖。肥胖又引起激素的变化、内分泌失调，最终造成一系列的病症。

其实健康饮食并不难，并不需要我们花费额外的时间来做什么特殊的料理。只要在原本饮食的基础上，增加蔬菜、水果，减少红肉，用粗粮和杂粮替换精白主食，并且减少油、盐、糖分份的摄入。坚持一段时间，你就能看到自己身体的变化：不仅更加健康，甚至身材也会变得苗条纤细。

3.坚持运动

网上有人开玩笑说："如果人类会飞的话，我们也会把飞翔当成是一种运动，然后依然坐车而宁死不飞。"宁死不做，这的确是如今很多都市人对于运动的态度。

能坐车绝不走路，能搭电梯绝不走楼梯……一方面抱怨着日渐粗壮的腰身，另一方面却不肯作出丝毫的改变。要知道，一点简单的运动就能让你变得既苗条又健康，让你原本病恹恹的脸色重新焕发容光。

那么应该选择什么样的运动呢？首先要了解自己的身体，对于身材偏臃肿的人来说，每周四次、每次四十分钟以上的有氧运动，如长跑、快走、游泳、瑜伽等可以很好地起到减脂的作用；对于身材瘦削的人来说，以力量训练为主则可以增加肌肉含量，改善松软体脂，全面塑造身体线条的同时使得身体更加健康。

健康是人生最宝贵的财富，也是其他一切人生价值的基础。如果丧失了健康，那么其他一切都将失去意义。因此，我们要从现在就开始改变自己的生活方式，为自己的身体健康负起责任。

处理好职场关系

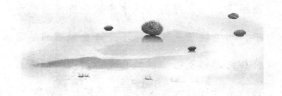

  职场的人际关系不仅关系到我们的工作心情，甚至也会在很大程度上对我们的事业成功与否产生很大的影响。尤其现代社会，对于合作的要求不断提高，能否处理好职场人际关系可以说与一个人的技术水平、工作能力同样重要。

  职场的人际关系不同于生活中的朋友，大家虽然彼此合作，但是因为涉及利益关系、位置的差异，所以不能像对生活中的朋友一样无所顾忌。好的职场人际关系，应该是彼此信任、彼此了解、彼此尊重，但同时保持一个有效的距离。这样的职场人际关系，可以让我们的工作更加顺利，工作心情更加愉快，对于我们个人的事业成就感和公司发展都有极大的好处。而不良的职场人际关系，既包括与其他员工过于疏远、敌视、一味竞争而缺乏合作与信任，也包括分不清私生活与工作的关系，用私人事情占用同事的工作时间等。不良的职场人际关系对我们的职业前景产生着非常大的负面影响，应该立即加以纠正。

  1.不要以自我为中心

  职场并不是一个人的独角戏，而是所有人的大合唱。如果自己一个人唱高音，那么曲高和寡，结果依然无法取得良好的效果，只有把唱歌的机会同样地留给别人，才能唱出和谐的乐章。

  2.不要戴着有色眼镜看人

  今年36岁的梅珊毕业于某所名牌大学，还出国深造过，而且她本人也长得漂亮。这么好的条件本应该会发展得很好，但是，她参加工作的 6 年时间中，已经换了 3 次工作了，每次辞职都是因为与同事合不来。其实，工作单位和待遇都不错，但她总觉得周围的同事太俗气，学历低，没什么素质，她自己从内心总认为他们根本不配与她合作。为此，她自己也十分苦恼。

苦恼归苦恼，还是要好好找份工作安定下来，毕竟经常跳槽还是会影响其自身的职业前途的。这次梅珊还特意选择了一家大公司，成为公司生产部门的主管。但是，她做这份工作还不到 4 个月就与同事发生了争吵。在以后的日子中，她与同事的矛盾也是不断。

她与同事莉莎是平级。莉莎是公司的老员工，只有高中学历，是靠十几年的资历才当上生产管理人员的。有一次，梅珊因为一个生产计划就与莉莎产生了分歧，两人为此还发生过争吵。在争吵中，梅珊口无遮拦，当场就对莉莎说："只有学历低的人才能想得出这么荒谬的方法来！"从此以后，两人的摩擦不断。这类事情不仅发生在她与莉莎之间，还发生在她与其他同事之间。为此，梅珊很是痛苦，觉得工作太不顺利了，与同事之间太难合作，心理压力极大。

梅珊之所以与同事合不来，多数原因是因为她对周围的同事都有成见，只认为别人的学历太低，工作能力不如自己。其实，这也是由她个人太过自我、自以为是的心理造成的。要知道，任何单位都是一个集体，而集体是由不同能力的人组成的，如果你总是戴着有色眼镜看人，最终只会被团体所隔离，结果就只能处在紧张的人际关系之中了。

对于梅珊这样的人，要学会接纳别人，放下成见，诚恳地发掘别人的优点，那么用不了多长时间，就可以成为集体的一员了。

3.表现出欢迎合作的态度

晓红是北京一家知名广告公司的策划人员，她的工作能力非常强，但是她却是一个十分孤僻的人，不太爱说话，也从不主动与同事们亲近。对于需要多人合作的项目，她则能推就推，能躲就躲。

即便上司分配的任务是需要她与其他同事合作完成的，但她也只是埋头苦干，只管自己去做，不管别人的想法与做法。她认为两个人去完成一项工作，就是在耽误时间。

尽管她具有较强的工作能力，但是每当她独自策划的项目被否定的时候，她就会异常得失落，产生极大的压力。

看到她经常一个人辛苦地埋头苦干，上司一再让她多与自己的合作伙伴多讨论一下，多吸取一些别人的策划思路与策略，但是她却不以为然，总认为自己能够把一个项目做好，而最终却不一定能做好。其实，她内心也很想去与同事进行交流合作的，但是，长时间的封闭状态使她根本不了解周围同事的心理与品格，说起话来总是会情不自禁地只从自己的角度出发，让周围的同事们也极为反感。

近来，晓红觉得自己已经完全被同事们隔离开了，真正成了一个孤独的人，没有人愿意与她合作，更没有人愿意与她亲近。面对巨大的工作压力，她把自己搞得身心疲惫，经常感到力不从心，不知如何去应对。

在现代社会，许多的工作都是需要同事之间相互配合才能完成的。但是，不善于与人沟通和交往的员工就不善于与别人合作，他们在工作中也不能够合理地利用群体的资源优势，因此完成相同的工作，付出的努力与压力也自然要比周围的同事大得多，自然也会感觉到累。

心理学家指出，大部分不合群的员工从小开始性格就比较孤僻，在家庭中沟通就比较少，没有真正学会与他人沟通的艺术。在工作中，他们也总是希望别人能够主动去接近自己，而自己却不会主动与别人进行交流，时间一长，周围的同事就会觉得这个人"不爱说话"，也就会逐渐地放弃与其交往。这时候，他们的心理压力自然就会增大，工作起来也会力不从心。

对于晓红这样的员工，需要做的是主动地表现出乐于合作的态度，多与其他同事进行沟通和交流，建立起彼此信任的关系，只有这样，才能改善自己被孤立的状态。如果你主动去拉近与同事间的关系，不仅可以让你周围的环境变得轻松愉快，也会让你身边的人感受到你的真诚，做起工作来也就会得心应手了。

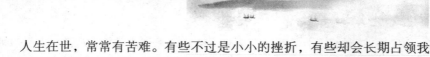

冥想训练让你不再去想痛苦的事

人生在世，常常有苦难。有些不过是小小的挫折，有些却会长期占领我们的内心，成为我们记忆中挥之不去的阴影。

亲人的离世、爱情的破碎、失去工作、受伤致残……生活中有太多我们不能改变，且又难以承受的深创剧痛。

对于不幸的发生我们无能为力。然而无论命运怎样残忍地对待我们，只要我们还活着，生活就要继续下去；无论回忆多么痛苦、多么沉重，我们都必须要收拾起破碎的心灵在人生路上继续前行。

话说起来容易，但是走出痛苦却不是一件容易的事。很多人经历过命运的打击之后便一蹶不振，沉溺于痛苦之中。而那些走出痛苦回忆的人，才能看到风雨后的彩虹。

　　一天，一个农夫去山里砍柴，突然遭到了一只兀鹰的袭击。这只鹰猛将他的靴子和袜子撕成碎片后，便狠狠地啄起村夫的双脚。

　　农夫非常害怕，一动不敢动，任凭这只鹰折磨自己。这时，一个绅士从旁边走过，看到他如此这般鲜血淋漓地忍受痛苦，不禁驻足问他："为什么要受兀鹰啄食呢？"

　　农夫流着眼泪，痛苦地说："我有什么办法？这只兀鹰刚开始袭击我的时候，我曾想着能把他吓跑。不过，这只鹰太厉害了，他根本不怕我，几乎抓伤我的脸颊。我没有选择，我只能牺牲双脚，看！我的脚差不多被撕成碎屑了！"

　　绅士好奇地说："难道你不知道，你要一枪就可以结束它的生命吗？"

　　农夫一听，大声喊道："是吗？那你帮帮我吧，要不然我就要死了！"

　　绅士答应了他，说："没问题。不过，我还要去拿猎枪，你还能支撑一会儿吗？"农夫忍着痛，说："无论如何，我会忍下去的。"

　　就这样，绅士准备去把猎枪拿过来。然而就在这个时候，兀鹰蓦然拔身冲起，在空中把身子向后拉得远远的，以便获得更大的冲力，如同一杆标枪般向前飞去。

　　绅士惊愕地看到，这只兀鹰就像一把利剑，深深地刺入了农夫的喉头。最终，农夫还是没能等来绅士的相助，倒在了一片血泊之中。

看到这个小故事，也许你会不以为然地说："这个农夫真笨，为什么他不会去自己拿枪结束兀鹰的生命，而是宁愿像傻瓜一样忍受兀鹰的袭击？"

如果你这么想，那么就说明，你没有理解这个故事的内涵。事实上，兀鹰在这里只是一个比喻，它其实象征着萦绕人生的内在与外在的痛苦。而在现实中，"聪明"的我们很多时候也都会如那个农夫痛苦得不能自拔，鼓不起勇气来亲手除掉它。事实上，无论是对于这只鹰，还是对于痛苦，只要我们下定决心，那么它们都会从生命中彻底消失。不要等待别人解决你的苦，只要愿意，你就可以超越它，战胜它，结束自己的痛苦，让自己恢复平静。

卡夫卡曾经说过这样一句话："人们惧怕自由和责任，所以人们宁愿藏身在自铸的牢笼中。"只要我们有打破痛苦的勇气，那么，你将会看到，生活依旧是万里无云，依旧是快乐自然。

我们不能一生背负着痛苦的重担生活。痛苦所引起的抑郁、忧虑、压力等负面情绪，会引起人体的负面生理反应，特别是肾上腺素的过量分泌，会使人体饱受毒性荷尔蒙的折磨，以至于导致早衰和工作低效化现象的发生。

这种情况并不是不可改善的，因为在我们体内还有一种荷尔蒙可以用来化解毒性荷尔蒙。这种物质叫作内腓肽荷尔蒙，也叫脑内吗啡。日本学者春山茂雄在《脑内革命》一书中指出，当人处于快乐状态时，大脑中就会分泌出脑内吗啡来。他认为，脑内吗啡可以增加人的免疫力，并让人"返老还童"。

春山茂雄还开设了自己的医院，开发出多种精神疗法以缓解痛苦。其中最主要的就是利导式思维自我减压法以及冥想式自我情绪舒散法。

利导式思维的自我舒散

利导式思维就是引导病人向美好的方向进行思考。比如，让喜欢垂钓的病人回忆钓鱼上钩的那一刻情景。当他处于回忆状态时，眼睛会露出久违了的光彩，脸上也会出现欣慰的笑容，实际上他的大脑正在分泌出大量的快乐荷尔蒙，他身体的免疫机制也正在逐渐恢复，于是精神痛苦得到抑制，身体开始向健康的状态发展。

冥想式自我减压法

冥想就是闭上眼睛静思默想，可以把自己的意识放在身上的某个部位，同时把自己置身于宇宙或大自然中。这种方法可以使我们定下心来理清思绪，从而找到解决问题的方法。有时冥想也可以让我们摆脱烦躁不安的情绪，因此它是一种缓解痛苦的有效方法。心理学家认为，冥想在缓解痛苦过程中可起到如下关键性作用。

1.训练注意力；

2.面对思维过程的控制；

3.提高处理情感的能力；

4.帮助身体放松。

冥想的主题其实就是意识。在冥想中，我们要任思想自由发散，不论这些思想好与坏、乐与悲，我们都让它自由出入我们的头脑，不阻止，不纠缠，让它们得出正常的判断或联想。

在冥想时，还应该注意以下几点：

1.不要被打扰

这要求我们选择一个不太可能被打搅的时间和地点。坐在直立的椅子上，或双腿交叉盘坐于硬垫之上，双手轻握放在大腿上，整个过程中保持上身直立，别让向或后倾斜或背部朝后倒。保持这种直立姿势，同时尽可能放松肌肉，然后逐渐进入冥想状态。

2.持续练习

当冥想过程结束后，慢慢将意识从冥想状态拉回来，尽可能长时间地保持住冥想过程中体验到的平衡感，不要急于摆脱冥想。

对于初学者来说，冥想的时间有五分钟足矣。随着时间的推移，冥想的时间会自主延长，甚至达到 20 分钟左右。许多人在进行完几天的冥想后，会发现效果特别好。但是过了最初几天后，事情可能会有所转机，因为大多数人的意识就很难再集中起来，那些令人压抑的事情也会不断涌现在脑海里。这时不要放弃，继续保持每天的冥想练习。当你熬过这一段时间后，会发现自己的冥想练习已经上升到更高一层的境界。

经过一段时间的自我减压练习后，你会发现压力虽然还在，但是已经无法构成你的恐惧、焦虑等负面情绪了。不论是生活还是工作，你会发现自己都能游刃有余地应付，这时的你将会对自己更有信心，而你也将更接近成功。

生活中，让我们悲伤痛苦的事物太多，我们要注意"心灵的休息"，不要总去想烦人的琐事，也不要总抱着疑难不放，想一些快乐的事，或者什么都不想，发发呆，看看天，都能让头脑里那根紧绷的弦舒缓下来。平静之后，你会发现痛苦慢慢下沉，你渐渐看不到它，出现在你面前的是开阔的蓝天。

面对痛苦，我们要善于休息，保持简单快乐的心情，我们都应该记住这样一句名言："生命是歌曲。上帝写下歌词之后，由我们把它谱成乐曲。歌曲变得轻快，或是甜美，或是哀伤，都是我们自己的意愿。"

心理疾患的自我治疗：森田疗法

　　森田疗法是日本已故精神医学家森田正马于 1919 年创立的，目前被公认为对治疗神经质症，尤其是强迫症、焦虑症等有较好疗效的疗法。因其治疗方式的特点，森田疗法又被称为"卧床疗法""家庭疗法""再教育疗法""回归社会疗法"。

　　"顺其自然，为所当为"，这是森田疗法的原则，也是森田疗法的精髓所在。森田认为，神经质症的发病机制是由于患者的疑病性素质基调，内向性格的反省（过于批判自己，容易对自己感到不满，过于夸大自己的缺点与弱点，所谓局部性弱点的绝对观），极高的完善欲（强烈的生的欲望，"想向上发展"，"想得到赞扬"，"想有丰富的知识"，"想成为一个伟人"等，正是基于强烈的"向上欲"，森田正马认为"神经质者是优秀者"），使之因某一机会得到将原本正常的感觉或感想疑病性地视作病态的异常，从而引起抗拒心理，努力去排斥，造成心理冲突，形成所谓症状与精神的交互作用，进入恶性循环，并固定下来，终于形成所谓症状。

　　也就是说，有焦虑症、恐惧症、强迫症、神经症性的睡眠障碍等症状的人常常对自身身体与心理方面的不适极为敏感，他们的内省力很强，且很担心自己的身体健康。他们常将一些正常的生理变化误认为是病态，过分地关注自己与周围的事情，所以常使自己陷入焦虑之中。这些人如果能够顺其自然地接受与服从事物运行的客观法则，正视自身的消极体验，客观地接受各

171

种症状的出现，将心思放在应该做的事情上，这样他们的心理动机冲突就可以排除，痛苦也就自然能够减轻。

对此，森田疗法的创始者森田正马深有体会。

森田正马出生在日本一个农民家庭。森田小时候是个十分聪明的孩子，在当地有"神童"之称。然而由于父母对之要求过严，使他一度地厌恶上学，以至于在学校的成绩平平。他天生敏感，在10岁的时候因看到寺庙中色彩斑斓的地狱绘图，就经常产生对死亡的恐惧感，夜间常常难以入眠，也常被噩梦惊醒。由于天生敏感，在25岁的时候，他被诊断为神经衰弱症。对此，他非常苦恼，因为当时刚好他要参加期末考试，如果考不过的话，就必须要补考。

当时亲友们都劝他参加考试为妥，但是父亲当时也有两个月没给他寄学费了。森田正马对父亲的这种缺乏人情味的行为极为愤慨，并由此放弃了去治病的想法。父亲的行为确实也激怒了他，他认为没有亲人在乎他，不就是个死吗，有什么好害怕的，但是在死前胡乱参加完考试也不碍事的。这样的想法使他收到了意外效果，他的神经衰弱症不仅没有恶化，同时他也考出了非常好的成绩，在229人中，他占到了25名。

对此，森田马正有这样的描述："曾有两件事情使我的精神修养发生了大的转机，一是在太多人的关注下参与考试，二是高中的时候，某夜因为饮酒之后被友人砍伤之事。"自那次考试之后，森田的头痛消失了，神经症也好转了。

森田在神经衰弱的情况下，没有过多地专注于自己的疾病，顺其自然地

172

参加考试，因而考出了出人意料的好成绩。如果他总在抱怨父亲的无情、疾病的痛苦，那么，只能是自找苦吃。

人本身也存在一定的自然规律，如情绪是我们对事情本身的自然流露，本身有一套从发生到消退的程序。如果你接受它，遵循它，它很快就可以走完应有的程序，反之则不然。顺其自然就是不要去在意那些对自己有影响的情绪或者念头。当情绪来的时候，我们需将自己注意力放在客观的现实之中，该工作的就去工作，该学习的就去学习，该聊天就去聊天，做自己应该去做的事情。也许刚开始的时候，我们会感到痛苦，但是只要自己相信它们尽早会自然地消失的，并努力地做好现实中自己该去做的事情，那么，这种杂念、情绪就会在我们认真做的过程中不知不觉地消失了。

森田疗法在如今广泛应用于心理疾病的临床治疗。我们这些没有心理学知识背景的普通人，如果能掌握森田疗法的特点，并以此来进行自我心理调整，那么我们也完全可以靠自己的力量改变心理的亚健康状态。

森田疗法的特点包括以下几点：

1.注重现在而非过去

森田疗法认为，患者发病的原因是有神经质倾向的人在现实生活中遇到某种偶然的诱因而形成的。治疗采用"现实原则"，不去追究过去的生活经历，而是引导患者把注意力放在当前，鼓励患者从现在开始，让现实生活充满活力。

2.不问症状，重视行动

森田疗法认为，患者的症状不过是情绪变化的一种表现形式，是主观性的感受。治疗注重引导患者积极地去行动，"行动转变性格"、"按照健康人那样行动，就能成为健康人"。

3.生活中指导，生活中改变

森田疗法不使用任何器具，也不需要特殊设施，主张患者在实际生活中像正常人一样生活，同时改变患者不良的行为模式和认知，在生活中治疗，在生活中改变。

4.陶冶性格，扬长避短

森田疗法认为，性格不是固定不变的，也不是随着主观意志而改变的。无论什么性格都有积极面和消极面，神经质性格特征亦如此。神经质性格有许多长处，如反省力强、做事认真、踏实、勤奋、责任感强；但也有许多不足，如过于细心谨慎、自卑、夸大自己的弱点、追求完美等。应该通过积极的社会生活磨炼，发挥性格中的优点，抑制性格中的缺点。

5.身教重于言教

森田疗法要求病人做的，不仅仅是用头脑去理解，而要他们去身体力行，所以医生的示范作用尤为重要。在传统的森田疗法医院里，在医生们与患者共同的生活中，给患者以生活上的指导，因此容易形成独特、健全的人际关系。

那么森田疗法具体如何做呢？有这样一种方式我们每个人都可以拿来用，那就是记日记。

森田疗法要求患者记日记，患者必须将写着每天行动内容的日记拿给治疗法者看，同时要将笔记本的三分之一区域空出来供治疗者用红笔作批注。比如，患者在日记中写道："今天我因为担心心脏不舒服，不工作了，需要休息！"医生会批注："不可逃避，不要去理会不安的心情，要继续工作。"或者写道："恐惧突然来临了，回避的话，你将会越来越痛苦。"通过写日记，治疗者可以掌握患者日常生活的具体情况，再将它导入到治疗中去，也可以让治疗者去具体指导患者的具体行为，帮助患者树立以情绪为中心的心理状态转变为以行动为中心的处事态度。

心理的疾患并不可怕，只要我们敢于正视，并给予自己正确的引导，那么我们就能还自己一颗健康而充满活力的心灵，还自己一片辽阔美丽的蓝天。

学会这些减压秘籍：SPA、瑜伽、幽默

对于现代人来说，生存在压力之下早已是一种常态了，既然压力不能避免，我们就要学会一些简单有效的减压秘籍，将压力从我们的身体里排出去，下面就介绍三种简单易行的减压方式。

SPA

SPA 是一种非常神奇的减压妙方。在现代社会，它不仅是一种美容方式，也可以治疗人在生理和心理方面的疾病。它可以消炎、抑菌、活血脉、消除疲劳等，还可以缓解人的精神紧张、消除烦恼、焦虑等。

SPA 主要是指人们主要利用天然的水资源，并结合沐浴、按摩和香薰来促进人体的新陈代谢，利用疗效音乐、天然的花草薰香味、美妙的自然景观、健康的饮食、轻微的按摩呵护与人内心的放松来分别满足人的听觉、嗅觉、视觉、味觉、触觉与冥想六种愉悦的感官的基本需求，使人达到一种身心畅快的享受。SPA 除了基本的皮肤洁净与身体按摩外，更强调人与周围环境的互动与契合。它主要涵盖四大精神：营养、身体的运动、心灵的释放、全身的保养与调理。

现代社会，SPA 尤其对白领女性而言，不仅是一种时尚的美容方式，更

是一种时尚的缓解精神压力的妙方。

有人将 SPA 称为是一座补充能源的"身心美容充电站"。随着时代的不断发展，人们赋予了 SPA 更新的方式和更丰富的内涵。现代 SPA 主要融合了古老按摩传统与现代高科技的水疗法，已经成为现代都市人回归自然、消除工作压力、休闲、美容于一体的时尚健康生活理念，配合着五感疗法，无论是舒缓按摩、美容，还是温泉水疗，但凡与缓解压力、舒缓身心有关的活动，都可以称之为 SPA。

现代 SPA 的方式是多种多样的，职场人士可以完成在家享受。但是在做 SPA 水疗时还要注意几点：当你有严重的心脏病或者癫痫病时，不可做水疗；高血压病患者水疗时，水温必须要低一些；低血压患者久泡后，起身时应该特别注意安全；身上有伤疤，女性在月经期或者怀孕之时，最好都要避免做水疗。

瑜伽

瑜伽起源于印度，是梵文的音译，代表联结、控制、稳定、和谐、平衡、统一的意思。瑜伽训练主要采用呼吸、打坐来调节身心，改善人的体质，增强人体免疫力，有效地缓解精神压力。

瑜伽是一种身心兼修的方法，可以健美、修心、养性，可以使人的心灵与身体、精神达到高度和谐的状态。在现代社会，它不仅仅是一种运动方式，更是一种健康的生活理念和生活方式。在《瑜伽经》中这样说："对心灵的控制就是瑜伽。"由此可见，瑜伽最终调节的不在于人的身体，而在于人的精神层面。所以，我们平时可以通过瑜伽来调节我们的精神，让我们生活在更为健康的生活方式之中，并以积极乐观的心态过好每一天。

瑜伽并非是能治百病的灵丹妙药，但可以改善你的不良情绪。瑜伽能让人从烦躁不安之中，快速地安静下来。当心平气和的时候，情绪就会向好的方向发展。久而久之，它就会悄悄影响人们的处世方式，不再让你为工作上的事情而郁闷，心情也舒展开放、海阔天空。

在工作中，要让烦恼和压力不予存在，就需要适时地净化你的心灵。而瑜伽就是一项净化心灵的动运。瑜伽练习者如果将意识集中于肢体的伸展运动方面时，人体内就会产生一种让人心情愉悦的"脑内啡呔"，让人有效地释放负面情绪，并让人的正面情绪达到"身松心静"及"身心合一"的境界。同时，瑜伽的腹式呼吸法可以强化腹腔内脏，控制呼吸的快慢可以调整紧张的神经，控制人的心跳频率，最终达到缓解压力的作用。

幽默

笑对人的身心健康有着十分重要的作用。西方有句谚语："一个小丑进城，胜过十个医生。"小丑给大家带来了欢笑，欢笑对人的身心健康的重要性已经胜过了十个医生对人的帮助。《圣经·箴言》上说："笑可以像药一样对人们的身心产生有益的影响。"著名作家伯尔尼·希格尔也称"笑"为"人体的内部按摩师"。他说："人在笑的时候，其胸部、腹部与脸部的所有的肌肉都能够得到轻微的锻炼，可以让人心情变得开朗，让疾病远离自己。"

心理学家指出，人在处于愤怒、焦虑、紧张等不良情绪下，机体就会分泌出过多的肾上腺物质，使人的心跳加快、脏器功能失调。而如果此时能够改变心态，让自己笑起来，快乐起来，身体便会立即松弛下来，人体的各种器官都会趋向良性，压力所带给人们的危害便可以得到缓解。所以，笑是一种非常有效的减压良方。

笑的确是一副减压剂，它可以振奋人的精神，缓解人的紧张和焦虑的情绪，会像魔术一样让心底的郁闷与不快消失得无影无踪。所以，在工作中，有太多的事情需要我们去认真对待：工作、健康、家庭关系，等等，我们如果能够时常地开心地笑一笑，那么精神负担也就不会那么沉重了。

在工作之余，可以与同事们一起讲讲笑话，不仅可以缓和与同事之间的关系，也可以为自己和大家减压。为此，你自己平时可以多看看笑话书籍，并用心记住一些，可以讲给同事们听，也可以让自己常开心。

其实，生活中处处都充满了快乐的因素，只要你愿意改变一下你的心态，你就会有一双发现快乐的眼睛，这样你便发现自己正生活在快乐之中。除了看漫画、看喜剧电影、看笑话之外，还可以去跳舞，与朋友一起做些娱乐活动，等等，可以让自己笑起来，快乐起来。

总之，生活在现代都市，压力不可避免。但是我们可以通过合理的减压方法，释放我们的压力，让我们的生活重新快乐、精彩起来。

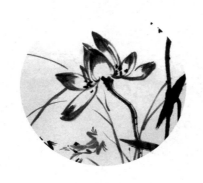

第六章／轻松之招

收放能自如，人生多自在

生活中的许多压力和烦恼都是因为我们给自己的行囊里装入了太多不必要的负担：烦恼、欲望、畏惧、执念……我们既舍不得昨天，又担忧着明天，结果却苦了今天。但人生的智慧其实很简单：世界再大，人生再长，我们能把握的只有此时此地，只有当下的这一秒、这一刻。而只要过好了每一个"这一刻"，那么也就拥有了精彩的人生。

很多烦恼都是自己想出来的

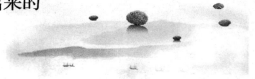

"世上本无事，庸人自扰之"。人生在世，谁都不能永远幸福，烦恼有时总会从某个角落钻出来。于是乎，有的人陷入痛苦的泥潭中不能自拔，从此自甘堕落，遇到所有问题都是在惶恐中度过。

著名诗人安瓦里·索赫利在其诗中这样写道："让世俗的万物从你的掌握之中溜走，不必去忧心，因为它们没有价值；尽管整个世界为你所拥有，也不必高兴，尘世的东西只不过如此；我们该从自己的心灵之中找归宿，快一些，无物有价值。"

世间的万物都是过烟云烟，我们无须为所有无价值的东西去烦恼，活在当下，寻求当下的快乐才是生命永恒的真谛。但是，现实生活中，很多人却不懂得这个道理，整日被无谓的烦恼缠绕自己的内心。

然而是事实上，所谓的"烦恼"很多都是我们自己想象出来的。比如我们丢失了一张信用卡，明知事情已经发生，不想着及时解决，却要对此唉声叹气。如果我们能调整心态，积极地看待我们遇到的问题，那么，也许原本的烦恼也就烟消云散了。

有一位老妇人每天都唉声叹气的，感到很烦恼。一位智者问她为何每天都心情极其沮丧，她就说："我有两个女儿，大女儿嫁给了一个开洗衣作坊的人，二女儿嫁给卖雨伞的。到天气下雨的时候，我就为我开洗衣坊的女儿

181

担心，担心她的衣服晾不干；到晴天的时候，我担心我那卖雨伞的女儿，怕她的雨伞卖不出去。"

智者闻言，对她说道："您这是在自寻烦恼。其实，您的福气很好，下雨天，您二女儿家顾客盈门；天晴时，你大女儿家生意兴隆。对于您来说，哪一天都有好消息呀！您没必要天天烦恼呀！"

老太太听了这样的话，心里立刻轻松了。

仔细观察，我们不难发现，在生活中，面对同样的事，有的人快乐，有的人烦恼。想想我们身边那些总是快乐的人，他们真的就没有一丁点的烦恼吗？当然不可能，其实如果仔细了解，会发现很多总是面带笑容的人比我们遇到的困境更多，只是因为他们在困难的磨砺中不去自寻烦恼，学会了乐观对待。

在生活中，我们会为很多尚未发生的事情而莫名地烦恼，为未发生的灾难、人生路上的困难……实际上你所烦恼的这些都是你内心的想象而已。因为你总是希望自己能够一帆风顺地度过此生，所以，你总会担心未来是否会发生一些意想不到的灾难，你才对明天不知道会发生什么而感到恐惧。但是，你要知道，这个世界不是伊甸园，生活本来就是十分严酷的，它更不是一潭死水，困难与挫折虽然为我们的人生增加了变数，但是也为人生增添了无数的色彩。如果你能够理性地看待你周围的生活，如果你能够接受人生本来就充满了无数的磨难这个事实，那么你就可能不会对未来的现实而过分地担忧。

是的，现实生活并不如我们所想象的那么美丽，灾难、战乱、环境危机都是我们必须要面对的问题。与此同时，我们还应该知道，这些问题从人类社会出现起就已经切实地存在了，并且在我们可以见到的未来也不可能会消失掉，我们过分地为这些担忧，根本不能改变什么，唯一能做的就是努力用自己的智慧与双手去应对与改进那些我们不愿意看到的事情。如果我们每个人都愿意为此努力的话，世界将会变得更为美好。可是，如果我们仅仅为世上发生的苦难哀叹不已，只是抱怨"这真是太糟糕了，我该怎么办呢"，那么，你眼前的世界可能只会变得更糟。

　　年迈的约翰·艾弗里有两个可爱的儿子，大儿子杰西平时就十分悲观，总是很沮丧的样子；二儿子亚德却十分积极乐观，每天都乐呵呵的。所以，约翰·艾弗里平时为了能让杰西快乐起来，就对他十分偏爱。

　　在圣诞节来临前，约翰·艾弗里分别送给他们两个人完全不同的礼物，在夜里悄悄地把这礼物挂在圣诞树上。第二天早晨，兄弟俩都起来了，想看看圣诞老人给自己的究竟是什么礼物。哥哥杰西的礼物很多，有一把气枪，有一双羊皮手套，还有一辆崭新的自行车和一个漂亮的足球。哥哥将自己的礼物一件一件地取下来，但是他内心却并不高兴，反而忧心忡忡的。

　　父亲见状，就问他："这些礼物你都不喜欢吗?"杰西拿起气枪说："看吧，如果我拿这支气枪出去玩，说不定会打碎邻居家的玻璃窗，这样一定会招来一顿责骂。这一双羊皮手套很暖和，但是说不定我戴着出去会挂到树枝上，这样一定会生出许多烦恼。还有，这辆自行车，我骑出去倒是能玩得高兴，但说不定会撞到树干上，会因此而受伤。而这个足球，我终究是要把它踢爆的。"父亲听到此，没有说话就出去了。

　　小儿子亚德除了收到一个纸包外，什么也没有。但是，当他把纸包打开后，不禁哈哈大笑起来，一边笑，一边在屋子里到处寻找着什么。父亲问他："你为什么这样高兴?"他说："我的圣诞礼物是一包马粪，一定会有一匹小马驹就在我们家里。"最后，亚德果然在家里的屋后找到了一匹小马驹，很是兴奋地跳起来。随后，父亲也跟着笑起来："真是一个快乐的圣诞节啊！"

要知道，万事万物都有两面性，乐观的人看到好的一面，悲观的人盯着坏的一面；乐观的人相信一切事情都会向好的方向发展，悲观的人则认为事情只会越来越糟；乐观的人总会收获快乐的结果，而悲观的人不管得到什么，都只陷在自己想象出的烦恼之中。

其实，在工作和生活当中，许许多多的事情都是这样，乐观的情绪总会给人带来快乐的明亮的结果，悲观的人不管他得到什么，都不会快乐，而这一切都是由个人的内心决定的。所以，悲观是自己酿造的苦酒，怨不得周围的任何人与事；快乐也来自于我们的内心，它并不是非要借求于外物就能够得到的。

美国心理学家凯斯就主观幸福感曾提出了两个相互对立的概念：心灵旺盛与心灵枯萎。心灵旺盛指人有能力创造或维持主观幸福感。心灵旺盛的人在任何情况下都对生活感到满意，感到生活有意义，自己有能力战胜压力。心灵枯萎的人则相反。

那么，怎么才能保持心灵旺盛，改掉总是无故烦恼的习惯呢？下面这些方法也许可以帮助你。

保持笑容，假装快乐，内心逐渐也就真的变快乐了。

懂得忘记，尽量将烦恼驱逐出大脑。

来点幽默，用幽默化解困境，从容面对生活的烦恼。

增强自信，在生活中寻求成功体验。

多做运动，多锻炼身体，在文体活动中化解烦恼。

扩展兴趣，增强生活的乐趣。

理性思考，不要轻易陷入恐慌情绪。

总而言之，人生中的绝大多数烦恼是不必存在的，不过是庸人自扰罢了。只要我们懂得调整心态，乐观地面对生活中的各种境况，那么我们就能摆脱许多不必要的烦恼，人生也就可以轻松快乐起来。

学会忘记，才能记住幸福

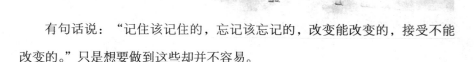

有句话说："记住该记住的，忘记该忘记的，改变能改变的，接受不能改变的。"只是想要做到这些却并不容易。

人生不如意常十之八九，要想让自己获得快乐，就必须要给自己减压，而减压的好方法就是要学会忘记。在生活中，我们时常强调"记住"的好处，却忽略了"忘记"的功能与必要性。"忘记"是上天赐予我们的洗涤心灵的特殊礼物！对于生活中的种种不快、扰乱我们内心的烦恼的事情，我们都可以选择"忘记"。

忘记是一种大智慧，忘记痛苦，才能拥抱幸福；忘记昔日的成功，才能收获平淡的满足。而无论忘记痛苦还是忘记幸福，都并不是件容易的事情。

张诚像大多数人一样，考入了一所普通的大学，毕业后从事了一份普通的工作。然而，张诚工作非常努力，人也十分有才干，进入公司一年，他就为自己确立了明确的目标，那就是两年之内升职为部长。周围的同事都知道他的想法，也都认为他有能力做到。

不到一年的时间，张诚就因为突出的业绩升为了部长。这样一来，张诚工作更加努力了。他每天办公、开会，忙进忙出，兴奋的神色中难掩骄傲的情绪。大家看到他梦想成真，也都为他感到开心，并衷心地祝福他更上一层楼。

这样一年过去了，公司大范围人事调动，许多人被调动，包括许多高层，而张诚也在其中。张诚相当于被降了职，他被调到其他部门，不过不是当部长而是成为该部门的专员。得到调职消息的那天，他把自己关在办公室里，一整天都没有出来。

当人们再次看到张诚的时候，发现他仿佛一下子苍老了许多。当了专员以后，张诚因为难忍失去展现失去抱负的落寞，他日渐消沉，再也振作不起来，从此再也见不到他升职。

事实上，在人生这样一个大舞台上，上台下台本来就是一件极为平常的事。如果你的条件适合当时的需要，机缘一到，你自然就能"上台"演出。如果你演得好，演得妙，或许还能在台上待久一点；但如果你在台上唱走了音，唱跑了调，就算老板不让你下台，恐怕观众也会哄你下台。作为一个"演员"，上台自然十分重要，也的确是一件值得高兴的事。但是既然上台，就一定会有下台的那一天，难免会伤怀，这是人之常情。如果你不能在下台时做好准备，那么这种离去带来的将是痛彻心扉，你就有可能像张诚一样陷入负面情绪无法自拔。

忘记该忘记的，记住该记住的，这才是你克服对失去的恐惧的最好办法。真正演戏的人可以拒绝当配角，甚至可以从此退出那个圈子，但是在人生的舞台上，我们要退出去并不容易，因此我们只能面对。纵使我们被迫下台，或由主角变成了配角，你也不必慨叹时运不济，更无须感到恐惧。我们要做的就是心平气和地接受，以此向人证明你是个能胜任主角的人。

拿起难，放下更难，这是人之常情。然而再难也要放得下，否则便得背负一生。

一个小和尚与老和尚一起外出去化缘，小和尚毕恭毕敬，什么事情都听老和尚的吩咐。

他们走到河边，一个女子要过河，但是河水太急，女子战战兢兢，始终不敢下脚。见状，老和尚就背起女子过了河，女子道谢后便离开了，小和尚心中一直想着，师父怎么可以背着一个女子过河呢？但是他又不敢问，但是心中却一直想着这个事情。

他们一同走了20里路，小和尚实在憋不住了，就问师父道："我们是出家人，你怎么能背着那个女子过河呢？"老和尚听罢，却淡淡地说："我把她背过河就忘记了，可你却背着她20里还没放下！"

老和尚的话充满哲理。人的一生像是一次长途的旅行，不停地行走，沿途要经历各种各样的坎坷，看到各种各样的风景，历经许许多多的痛苦和磨难，如果我们将这所有的过去都牢记在心上，就无疑会给自己增加各种额外的负担。你的阅历越丰富，心灵的压力就会越大，还不如一边走，一边忘记，永远保持轻装上阵。过去的已经过去了，时光不可能倒流，除了从一些事件中吸取经验与教训外，大可不必对其他耿耿于怀。

乐于忘怀是平衡心理的法则，需要我们坦然真诚地面对生活。在生活中，有些人能够及时忘记自己在失意时的尴尬与窘迫，却总对顺境时的得意津津乐道。殊不知，你所津津乐道的成功与失败一样都已经成为永远的过去，总是沉湎过去的辉煌之中不能释怀，逢人就说"我年轻时会如何如何……"，拿明日黄花当作眼前的美景，让过眼烟云常留心头，时不时沾沾自喜，陷自己于虚妄之中，最终只会使自己不思进取，裹足不前。再者，如果让自己沉浸于过去的痛苦之中，反复咀嚼过去的痛苦，那也只会使自己错失眼前的幸福与快乐，是更不足为取的。

生命就是在一条单行道上旅行，有些记忆是不适合带着上路的，所以，我们要学会遗忘，学会让自己轻装上阵。

遗忘过去，就是要坚强地正视过去，勇敢地面对现在。在很多时候，我们幸福与否，全在我们的一念之间，既然不能挽回就不要苦苦追求，优柔寡断势必让我们更痛。

遗忘过去，就要潇洒地面对尘世间一些哀伤与泪水，我们应该携带微笑与淡然上路，回望来时的路，也应该善于发现曾经的美好。

遗忘过去，就要勇于抛弃那些陈旧的观念和愚傻的念头，将所有的伤痛都遗忘在风中，让明媚的阳光照耀心田。人生短暂，过往如烟云，一切都要自己选择。学会了遗忘，也就使心灵得到了解脱，不要苦苦迷恋过去，活在过去的阴影中只会让你步履沉重，只有遗忘过去，才能迎来更为光辉灿烂的明天。

有这样一首诗写得极美："春有百花秋有月，夏有凉风冬有雪。若无闲事挂心头，便是人间好时节。"这首诗告诉我们，要记住该记住的，忘记该忘记的，洒脱地生活，心无挂碍，最终才能感受到生活的美好与惬意。

岁月流逝，记忆消退，没有什么不能遗忘的。要避开一切痛楚，享受快乐时光，我们必须学会遗忘，这样才能让自己获得心灵的解脱，才能让自己生活得更为惬意和洒脱。

你觉得难的事情，不一定真的难

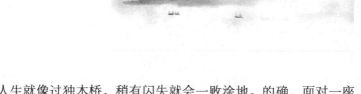

　　有人说，人生就像过独木桥，稍有闪失就会一败涂地。的确，面对一座窄窄的独木桥，我们总会心惊胆寒，生怕自己不小心坠入河中。因为这种恐惧的心理，有些人甚至不敢尝试过桥，于是在还没开始之前，就已经失败了。还有些人，虽然颤颤巍巍地开始了他们的尝试，却因为太害怕而左摇右摆，同样也是一次次地掉入水中。

　　生活中，很多事都像过这座独木桥一样让我们觉得困难，而这困难带来的压力让我们紧张，让我们害怕，让我们焦虑不堪。第一次面试、当众发言、和异性相处，或是任何一项不熟悉的任务都可能引发我们这种想要知难而退的逃避心理。尤其当我们要再次面对曾经有过失败阴影的事情时，我们在心中会更加放大事情的困难程度，于是给自己带来更多的焦虑和恐惧。

　　几乎每一个人在面临挫折和失败的时候，第一反应就是退缩，只不过有的人在这个反应之后能迅速改变策略，从原先的退缩变成出击，最终战胜挫折、获得成功；然而大多数人则会一路退缩下去，既不想办法东山再起，也不想办法另寻他路，最后只能在不知不觉中陷入失败的恐惧。

　　其实，大多数的成功者和失败者都是站在同一个起点之上的，因为区分他们的分水岭就是能否勇敢地出击，勇敢地迈出反击的第一步。很多人在勇敢地作出过尝试并取得成功之后，再回头看自己曾经畏惧的困难，才发现原来这件事情并不是很难。

有个孩子在玩耍的时候，无意间捡到一枚老鹰蛋。男孩好奇，便将这枚蛋带回父亲的农庄，放在母鸡的窝里，看看能不能孵出小鹰来。不久以后，那枚蛋果然孵出了一只小鹰。小鹰从出生后就一直跟在母鸡的身后，因此便以为自己是只小鸡，与同窝的小鸡同吃同住，一起嬉戏成长。

　　小鹰就这样惬意地生活着，突然有一天，母鸡焦急地咯咯大叫，召唤小鸡们赶紧躲回鸡舍内。慌乱之际，只见一只雄健的老鹰俯冲而下，小鹰与其他小鸡们一样被吓得四处窜逃。

　　然而，经过这次事件后，小鹰却变得有些不同了。每当它看到远处天空盘旋着的老鹰的身影时，总是会情不自禁地说："我若是能像老鹰那样，自由地翱翔在天上，那该有多好！"一旁的小鸡听了则提醒它说："别傻了，你只不过是一只鸡，要飞上天对你来说太困难了，别做那种白日梦了吧！"

　　小鹰虽然有些不甘心，但仔细想想也对，自己不过是只小鸡，飞翔实在太难了，于是便不再纠结于此，像往常一样开心地去和其他小鸡觅食嬉戏去了。可是有一次，它实在想尝试一下翱翔天空的感觉，便趁着其他小鸡都在睡觉的时候偷偷地飞了一段路。第一次飞翔果然没有成功，可能是因为没有把握好，小鹰没有飞出多远就一头撞在篱笆墙上。它的惨叫声引来了其他小鸡的取笑。从那以后，小鹰再也不敢尝试去飞翔了。

　　直到有一天，一位驯兽师和他的朋友路过这个农庄，正巧看见这只在小鸡堆里嬉戏的小鹰，便兴致勃勃地要教小鹰飞翔。而他的朋友则认为小鹰的翅膀已经退化无力，劝驯兽师最好还是打消这个念头。

　　驯兽师却不这么想，他认为小鹰只是被埋没了飞翔的本性，只要稍加刺激，就会唤醒这种本性。于是，驯兽师便将小鹰带到农舍的屋顶上，将小鹰从高处掷下。不料小鹰因为害怕再次撞墙，只轻拍了几下翅膀，便落到鸡群当中，又和小鸡们四处找寻食物了。

驯兽师仍不死心，他再次带着小鹰爬上农庄内最高的树上，掷出小鹰。小鹰害怕了，本能地展开翅膀，飞了一段距离，看见地上的小鸡们正忙着追寻谷粒，便又立刻飞了下来，加入鸡群中争食，再也不肯飞了。

在朋友的嘲笑声中，驯兽师将小鹰带到高山上的悬崖。小鹰用锐利的眼光看去，大树、农庄、溪流顿时都在自己的脚下，变得十分渺小了。这次，驯兽师不是轻轻抛出小鹰，而是狠心地将它往悬崖之间扔去。求生的本能立刻使小鹰勇敢地展开了翅膀。小鹰终于实现了它的梦想，一飞冲天，自由自在地翱翔于天地之间。

因为害怕难，也因为有了一次失败的经验，小鹰不再想翱翔在天空之上的惬意了，甚至驯兽师几次三番地给予它机会，它都因为害怕再次撞墙而急忙落下。直到驯兽师把他抛下悬崖的时候，它才被迫出击，并且最终获得了成功。人也一样，当我们觉得困难、因为害怕失败的时候，我们就束缚了心中雄鹰的翅膀。而不能展翅的雄鹰，一辈子只能在泥土中刨食。

困难并不可怕，任何一件伟大的事情都不会轻轻松松就能办好。如果我们希望超越平凡的人生，希望取得成功、成就卓越，就该懂得不要畏惧艰难。

不畏艰难，不仅能帮助我们走向成功，也能让我们获得生活的平静。

我们心中的很多重担，不是来自于已经发生的事情，而是源自对于尚未发生的困难的恐惧。如果我们能克服这种恐惧，我们心中的压力就可以得到释放。

小富兰克林·罗斯福天生口吃，说话断断续续而且含糊不清，而且天生容易紧张。每当有人与他说话，他的脸上总是表现出极为惊恐表情，而且全身不时地会发抖。

如他一样年龄的小朋友如果遇到这种情形，定会拒绝各种活动，可能也会离群索居，不会与别他人交往，只会顾影自怜，唉声叹气。然而，小罗斯福却并没有这样做，他开始告诉自己："我没什么好怕的，不过是说话而已，并没有我认为的那么难。"于是，他积极地面对人群，即便是同伴们嘲笑他，他也会不以为意。每次在紧张时，他都会坚定地对自己说："只要我用力地咬紧牙关，努力不颤抖，不久我就能克服紧张的情绪了！"

小小年纪的罗斯福每天总能够坚定地告诉自己说："这些缺陷算不了什么，咬咬牙努力克服，就能收获生命的精彩！"每当看到其他的小朋友活力十足地参与各种公共活动时，他都要强迫自己参加，无论自己的口吃会招致多少人的反感！当恐惧产生时，他都会对自己说："这并不难！"渐渐地，他克服了自己的这些生理缺陷，并且凭着他对自己的这种奋斗精神与自信，最终成为美国第 32 任总统。

他说："交朋友是一件极为快乐的事情，只要我用快乐的态度与人交往，即便本身的外在形貌再差，人们也仍然会愿意与我交往的。因为每个人都喜欢快乐，不是吗？"

即使是先天的缺陷，罗斯福也通过调整心态和积极行动最终克服了。而我们所面临的那些困难，只要我们能告诉自己"它并不像我想象的那么难"，并勇敢地去行动，也一定能战胜它。

那么怎么才能克服我们对于困难的恐惧，作出积极的行动呢？可以从下面几方面做起。

1.给自己强烈的动机

有一句话是这样说的："从哪里跌倒，从哪里爬起来。"在赛马比赛中，马奔跑的速度十分快，骑手如果一不小心从马背上摔下来，那后果将是致命的。然而，当你问那些勇敢的职业赛马手为什么会在摔倒之后，选择重新回到马背上。他们则会这样回答："因为我热爱这份工作，这是促使我摔倒后重新回来的动力。虽然我明白再追上去完成比赛时非常困难的事情，但最重要的是，我热爱胜利的感觉。我想，如果哪一天我对成功没有了渴望，那我就可以挂靴退休了。"

如果没有动机的话，赛马手不可能会在落马后重新面对回到马背上的恐惧。所以，当我们准备重新面对让我们觉得困难的事情时，就需要给自己找一个强烈的动机。

2.选择一个榜样

戴尔·卡耐基这样说："如果你在某件事上失去信心，或者对某个物体有恐惧，那么你可以看着别人去做这件事，向他们学习。只要知道你和他们没有区别就行了。他们和你一样，都是血肉之躯。他们能做到的事情，你也能做到。"

当我们准备面对让我们觉得困难的事情时，不妨找一个能够激励我们的人作为榜样。这个人不必是认识的，也不必是真实人物，他们可以是你遥不可及的名人，也可以是虚构小说中的人物，当然也可以以刚才事例中提到的罗斯福。通常，只是看着或读着这些人如何学会面对恐惧，就能给你弥足珍贵的支持。

3.不要执着于成功

谋事在人，成事在天。为什么很多人在面对失败的时候总是无法接受，甚至选择一些极端的手段来表现自己心中的无奈？说到底，还是因为他们对成功抱有太大的执念，一旦事情出现了自己没有想象到的结果，就会让他们感到无法接受。因此，在事成之前，不要想太多，只要自己努力去做了就可以了。对于有的事情来说，结果并不重要，过程才是最重要的。

因此，不要把成败看得太重，我们最好能坦然待之。更何况，很多时候我们眼中的失败并不是真正的失败，而只是短暂的挫折而已。只要我们不被困难所打到，那么以后还会有更多的机会。

古人说得好："天下事有难易乎，为之，则难者亦易矣；不为，则易者亦难矣。"只要我们敢于迈出第一步，勇敢地迎接挑战，那么我们就会发现，之前沉甸甸地压在我们心头、让我们恐惧的困难，其实并没有那么难。

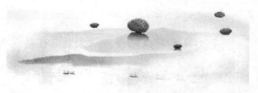

放下欲念，幸福自来

人生在世，七情六欲是最自然的事，法国作家卢梭曾经说过这样一句话："每个人都有欲望，时时在内心深处燃烧，十岁的时候渴望糖果，二十岁的时候渴望爱情，三十岁的时候渴望孩子，四十岁的时候渴望事业，就这样，到五十岁的时候就可能成为贪欲的俘虏。"

人的一生中都伴随着各种各样的欲望，适度的欲望是好的，它给我们以前进的动力。让我们始终保持着热情和渴望。然而一旦欲望超过了应有的度，那么我们就成了欲望的奴隶，被各种欲望驱使着疲于奔命。

有的人什么都想兼顾，既想全心投入工作，又想好好陪伴家人，又害怕冷落、亏待朋友，还想享受独处的时光，结果千头万绪，哪方面都做不好，最后只落得个心力交瘁。

有的人永远不满足现实，得到的东西从来不珍惜，总觉得还有更好的，结果一生忙忙碌碌，拥有很多，却从未享受过满足。

有的人被物质的欲望所折磨，不顾一切地追求着自己负担不起的奢侈品，结果除了外表光鲜，生活却是一团乱麻。

更有人因为放不下欲念，结果锒铛入狱。

欲望就像火苗，它可以给我们以温暖和光明，然而一旦它超过应有的限度，就会成为火灾，带来巨大的灾难。

在一堂哲学课上，进入教室的学生都发现自己的桌上都放着一杯水。

教授问道："同学们，你们觉得这杯水有多重？"

"只有 50 克！"一个学生很快说。

"不，至少 100 克！"另一个学生反驳。

老师却没有理会学生们的争论，他说："不用管这杯水是 50 克还是 100 克，我需要你们思考的是你们可以把这杯水在手里端多久。"

学生们端起杯子，杯子并不重，他们笑着说："这么轻的杯子，端多久都可以！"

"那么，如果我要你们拿一个钟头呢？或者，二十四个小时？一星期？"

同学们不说话了，教授说："这杯水固然很轻，但拿得久了，再轻的东西也会变重。这就如同我们心中的欲望，一开始很小，但时间久了，就会越来越沉重，变成心灵的负担。"

欲望就像一杯100克的水，把它喝掉，解渴；端上一段路，备用；但如果一直端着，一直舍不得放开，你就不再是水的主人，而成了它的奴隶，要为它耗费越来越多的心力。有欲望不可怕，可怕的是成为欲望的奴隶。

就像卢梭所说，年幼时候，我们每个人都很快乐，成年后，因为要面对太多的诱惑，欲望就越来越多，想要满足自己，就要每天端着很多杯水，我们想拥有钱财、美色、权力、名望……这杯水越来越重，舍不得放下，有一天终会累断我们的双手。而当我们得不到满足，内心就会变得沉重，从前的快乐自然也就消失了。这就是哲人所说的"失去本心"。即使是一个小小的欲望，累积到一定程度，也会成为负担。

每个人都有这样的经历：想要的多，快乐就会变少，甚至整个身心都会被欲念拖累，疲惫不堪。如果懂得给心灵做做减法，放下自己的欲念，那么幸福自然就会找上门来。

吉姆·特纳在自己四十岁的时候，继承了拥有三十多亿美元资产的莱斯勒石油公司。当时，所有人都会认为这位新上任的总裁会在自己的有生之年大干一番，好好地为公司做加法，而吉姆·特纳却并没有如人们想象的那样去卖命。

吉姆·特纳先组建起一个评估团，对公司资产做了全面盘点，然后以五十年作基数，在资财总和中先减去自己和全家所需、社会应承担的费用，再减去应付的银行利息、公司刚性支出、生产投资等，一切评估做完后，他发现还剩下八千万美元。剩余的钱如何用？

他先拿出三千万为家乡建起一所大学，余下五千万则全部捐给了美国社会福利基金会。人们对他的行为表示了不理解，他却说："这笔钱对我已没有实质意义，用了它就减去了我生命中的负担。"

在公司员工的印象中，吉姆·特纳从来没有愁眉苦脸、唉声叹气的时候。太平洋海啸，给公司造成一亿多美元损失，他在董事会上依然谈笑风生，说："纵然减去一亿美元，我还是比你们富有十倍，我就有多于你们十倍的快乐。"当灾难降临到他的头上，他的一个孩子在车祸中不幸身亡，他说："我有五个孩子，减去一个痛苦，我还有四个幸福。"

吉姆·特纳活到八十五岁悄然谢世，他在自己的墓碑上留下这样一行字："最令我欣慰的是我能在最后几十年为自己做了人生减法！"

吉姆·特纳无疑是聪明的，他懂得珍惜自己拥有的，而不去盲目地追求更大欲望的满足。常常听说有这样的人：得到了一份产业，因为希望能让资产变得更多，或是让自己的成就比之前的人更为显赫，于是拼命劳作，结果产业虽然壮大了，却把自己的健康搭了进去。

欲望是无止境的，然而我们的人生却是有限的。与其去追求那些虚荣的东西，何不好好珍惜眼前所得到的一切？

那么，如何做到将欲望控制住合理范围之内呢？

1.一次只追求一个目标

很多人不能够满足只有一个目标，他们总希望自己多做一点，做得更好一点；很快，他们为自己找到了第二个目标，希望它能够激励自己，让自己变得更加优秀；紧接着，又可能会因为身边人的期望或怂恿，多了第三个目标、第四个目标——如此一来，我们像是置身在一个竖着很多指路牌的岔路口，哪条路都通往自己的某个目标，方向却千差万别，我们哪条路都不愿放弃，只能在岔路口徘徊。

2.懂得取舍

鱼与熊掌不可兼得，这是我们生活中常常面临的局面。贪欲过重的人，两个都不想放手，结果却哪个都得不到。只有懂得取舍之道的人，才能在充满选择和迷思的人生中走上一条康庄大道。

3.不要过度放纵

有一个成语叫"过犹不及"，说的是凡事都有一个限度，做过了就不再是好事了。偶尔喝酒，或者每天小酌一杯，可以看作一种生活情趣，但每天喝得酩酊大醉，就会耽误大事。放纵自己会带来一时的快感，快感过后，就是长时间的烦恼。放纵自己过了头，还可能再也收不回来，陷入黑暗的深渊。

4.学会自我克制

不想太过放纵自己，就要学会自我克制，要用清醒的头脑分析一件事物的收益和危害，我们需要的东西其实没有那么多，拥有的够了，就不要再伸手，自己既然能够满足，为什么不把机会分一点给别人？懂得自我克制的人，利人利己，在生活各个方面都会受到欢迎。

贪婪过度就会遭到惩罚，人们总是拿自己的生命和自己的欲望赌博，觉得为了实现自己的"梦想"，可以付出任何代价。可是，人的生命有限，欲望无穷，这赌博早晚有输的一天。当欲望的筹码越来越重，生命的筹码一天天减轻，这种失衡的状态一直持续，最后，生命就会被欲望压得喘不过气。而如果懂得放下过度的贪欲，珍惜眼前，享受已拥有的人生，那么自然就会拨开头顶的乌云，迎接幸福的阳光。

进一步，有时不如退一步

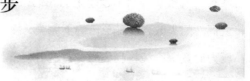

在生活中，人与人之间难免有纷争和矛盾，在这样的过程中，有人占便宜，也总有人吃亏，然而不管结果如何，总不可避免地造成彼此间的龃龉和关系紧张。

没有人想要吃亏。我们从小就被灌输了太多关于"竞争"的意识。几乎从我们没记事开始，家长们就已经开始用我们"比赛"了：我家的孩子已经会爬了，你家的还不会；他家的孩子已经能说话了，我家的还不行；别人家的孩子进入了儿童艺术团，为什么自己家的孩子却没显出什么天赋……这些竞争和比较留住我们的潜意识里，并在今后漫长的人生里都不断折磨着我们：上学的时候要成为学习最好的那一个；工作的时候要成为表现最出色的那一个；朋友聚会要成为拥有最漂亮的媳妇的那一个……我们在任何时候都想要彰显自己，想要证明自己永远是竞争中胜利的那一个，即使是在无须竞争的时候。

这样的心态时刻影响着我们生活的一言一行。我们不肯让一让，不肯退一步，"明明是我先来的，凭什么要让给他"，这样逼仄的心态中，我们越来越丧失心态的平和，丧失人际关系的和美。

退一步，有时候是对别人的忍让和包容，有时候也是对自己的宽容和接纳。

从小就被家长寄托了太沉重的厚望，被灌输了太多求生之心，对完美、对胜利的渴望压得喘不过起来的我们，也该给自己的心留下退一步的空间：接受偶然的失败，接受自己的不完美，接受生活中的那些不愉快。现代生活高压力的竞争已经将我们的身心逼得太紧了，不要再给自己添加额外的压力了，适时让心灵退一步，才能得到广阔的天地。

　　有位年轻人到河边去钓鱼，他的旁边也坐着位垂钓的老人。二人的距离很近，但是，令年轻人奇怪的是，老人家不停地有鱼上钩，而自己一整天都没有什么收获。最终，他终于沉不住气说："我们两个人用的鱼饵相同，地方一样，为何你却能钓到，而我却一无所获？"

　　老人很从容地说："我钓鱼的时候心平气和，退在一边，忘记了有鱼，所以手不动，眼也不眨，鱼不知道我的存在；而你心里只想着鱼吃你的饵没有，连眼也不停地盯着鱼，见鱼刚上钩就急着想进一步把它抓紧，心情烦乱不安，鱼不让你吓跑才怪。"

　　我们在自己的人生中追求成功与幸福，其本质也和这钓鱼一样，如果一心执着于"进"，步步紧逼，那么恐怕什么也得不到；只有懂得退一步的智慧，才能有快意的人生。

　　那么，什么时候可以退步，退步时又该注意什么呢？

　　1.在非原则问题上退步

　　适时的退步固然是一种处事的智慧，然而什么场合可以退步，什么场合不能退步却要分清楚。在关系到原则的问题上，绝不能为了怕得罪别人或是挺不住压力就轻易退步，要知道，坚守原则是一个人的立身之本。而在非原则问题上，则要学会站在别人的立场思考问题，设身处地地反观自己的想法有没有可以折中之处。只有分清时机和场合的退步，才能给你带来人生的成功。

2.不能一味地进，也不能一味地退

进退之道，就在于有进有退，适时进，适时退。有些人一心求胜，万事追求尽善尽美，不懂得退步之道，只想"百尺竿头更进一步"，却不懂得已到悬崖边缘时，再不退步，就会粉身碎骨的道理。而有的人天性懦弱，什么事都不敢争取，不敢为自己出头，不敢为自己说话，凡事只知道躲和退，这样的人只能畏畏缩缩，一无所成地走过一生。而只有那些当进则进、当退则退的人，才能拥有成功而幸福的人生。

3.以正确的心态对待"退"

很多人下意识地将"退"和"失败""吃亏""输家"等负面词汇画上等号。这样的人不仅不会主动退步，甚至情势所迫让他们不得不作出退步时，他们也不能平和对待，而是觉得自己受了天大的委屈，甚至心里的自我认知系统产生危机。事实上，潮起便有潮落，花开便有花谢。如果没有树叶落尽繁华蛰伏度过冬天，那么整棵树都会被冻死。退不是一直消极的逃避，而是韬光养晦的短暂蛰伏，是一种智慧的选择。

千百年来，我们一直推崇"大雪压青松，青松挺且直"的精神，但是那些小枝干无法承受这样的压力时，它如果还要坚持"挺且直"，最终的结果只有一个，断枝夭折。那么，当身上的"积雪"压得自己喘不过气来的时候，不妨试着弯曲一下，抖落掉满身的浮雪，就可以为以后自己长成参天大树创造条件。

曾经有人问希腊大哲学家苏格拉底："人们都说你是天底下最有学问的人，那我想请教一个问题，请你告诉我，天与地之间的高度到底是多少？"听了这个问题，苏格拉底微笑着回答道："不多不少，三尺！""胡说，我们每个人都有四五尺高，天与地的高度只有三尺，那人还不把天给戳出许多窟窿？"哲学家笑着说："因此，在这个世界上，凡是高度超过三尺的人，要能够长久地站立于天地之间，就要懂得弯曲呀！"尽管我们都是凡人，我们要想长久地站立于天地之间，要想获得真实的人生，就要懂得弯曲，懂得退步，懂得释然。

那些为了满足内心的欲望，眼睛总是向生活高处看的人，不懂得适时退一步的人，终有一天要栽跟头，给自己带来不必要的伤害，甚至牺牲。总有一天你会知道，在生活中，只有学会低头，懂得退步，并且勇于向生活低头、退步的人，才能享受到生活的真谛，才能获得最终的成功。

伸开双臂，你就能拥抱整个世界

人生就在得失之间。诗里说得好："别时容易见时难。"我们的人生似乎也总是这样，即使付出百分之百的努力追求，想要的东西也总是难以得到；即使已经拼命抓紧，拥有的东西也依然从指缝中溜走。于是我们紧紧地抓着自己拥有的一点点东西，不敢松手，不敢抬头，将自己的全部精力都封闭在这个小小的世界里，却不知道就在这个过程中，我们为了一片树叶而失去了整个树林。

在艾尔基尔地区，有一种猴子会经常跑到山下的农田里去祸害庄稼。其实，这些猴子也是为了维持自己的生计才不得已到农田里去偷庄稼的，它们只是为了能给自己储备点粮食。

农民们为了保护庄稼，发明了一种特殊的捕捉猴子的方法：在一个细颈、大口的瓶子中放些玉米进去。猴子的爪子可以伸进去，但是猴子一旦手中抓着玉米再攥上拳头，爪子就出不来了。

利用这个方法，农民们捕到了很多猴子。每晚他们都将这个瓶子放进村口，第二天早晨起来，就能看到一些紧握拳头的猴子在那儿跟那个瓶子较劲，但是手不管怎么挣扎就是出不来。其实，如果这些猴子能够放下手中的玉米，是完全可以逃走的。但是，它们因为怎么也不肯松手，到最终只有乖乖就擒了。

在这里，我们可能会笑猴子的贪婪：只要把手里的东西放下，不就可以全身而退了吗？为什么还死死地抓住不放，让人捉到它呢？可是当同样的选择发生在我们自己身上的时候，我们真的就能做得更好吗？

在生活中，常常遇到一些不顺心的事，例如：失恋、误解、做错事而受到别人的指责……有些人就会在心里解不开，放不下，往往会感到很累，无精打采，不堪重负。如果我们能够及时放下，缠绕我们内心的绳索不就自动解开了吗？只有放得下，才能让我们轻装前进，才能"拿"起更多。

泰戈尔说过这样一句话："世界上的事最好就是一笑了之，不必用眼泪冲洗。"人生在世，就要学会放得下。放下失恋的痛楚，放下屈辱留下的仇恨，放下心中所有难言的负荷，放下费尽精力的争吵，放下对权力的角逐，放下对虚名的争夺……放下该放弃的，就会获得另一番风景！

不是每一朵花都能够如期地开放，也并非每一朵开过的花都能结出果实来。对于感情来说，当你爱一个人而得不到回报的时候，在你付出千般努力也无法得到一个许诺的时候，在你因爱而受伤的时候，千万不要再继续与自己较劲了，要学会放手，给彼此自由，否则，带给你的只有无尽的痛苦和烦恼。

有一个男孩和女孩在一起六年了，女孩一直以为他们可以相爱到天长地久，海枯石烂。可是，就在她为他们的感情而憧憬幸福时，男孩却向女孩提出了分手。一时间，女孩觉得她的天塌了，她崩溃了。她跑到男孩的单位质问男孩为什么，男孩只是简单地说不爱了，说他们彼此在一起太累了。

女孩很是伤心，每天都以泪洗面，她还是不愿相信两个人的感情就这样没了。于是，她经常给男孩打电话，诉说她对他的思念之情。男孩很烦，但是女孩依然不放弃。

后来，男孩似乎很快就开始了一段新的感情，并没有把女孩的悲伤放在心上。女孩很是伤心，到男孩的单位中大叫大骂，最终男孩因为忍受不了女孩的纠缠，一气之下与之发生了冲突。

因为女孩不懂得放弃，最终使爱成了一种伤害，这是得不偿失的，也是令人十分遗憾的。所以，在生活中，当爱成为彼此间的一种束缚时，一定要学会放手，给彼此充分的自由，这样才能在对方面前保持起码的自尊，才能让爱成为生命中一种永恒的美丽。

给对方自由，也是给你自己一份快乐与自由。要知道，人世间曾有太多的令人心碎的安排，过于执着只会给彼此带来疼痛、悲哀、伤害。所以，我们还是顺其自然吧！退一步海阔天空，学会放手，学会给予对方自由！给他爱你的自由，也给他不爱的自由，这样，不也是一种美丽吗？

一叶障目不见泰山，如果能拔下这枚叶子，我们就能看到这个世界的辽阔。放手不只是因为失去，更是为了腾出胸怀迎接无限的可能。

人生的风景并不是只有一处，在你为逝去的美景哭泣的时候，眼前可能是一幅更美的画卷。不要沉醉于过去的情感中，失去了意味着这段情感不适合你，一段更好的感情正在等待你。不抬头，你怎能看到眼前的美景？不放下过去，你怎么会获得自由？

放不下会大大地影响我们的生活，剥夺我们的幸福，主要体现在以下几点：

1.遮蔽我们的双眼

当一个人对于自己拥有的放不下时，最显著的表现是他看不到其他到东西。在现实生活中，我们经常看到一个人为了追求金钱或权势，抛弃良心、抛弃公义，眼睛里只看到更多的钱、更高的地位，他们一心想要往上爬，看不到旁人的不幸，听不到旁人的指责，直到有一天锒铛入狱，悔之晚矣。

2.扭曲我们的判断力

当一个人过于执着时，他就会变得对事情斤斤计较，不肯放弃任何一点蝇头小利，再也顾全不了大局。我们不难看到有些成功的商人抓住老品牌不放，不肯改进和创新——因为老产品给他们带来过太多的利益，让他们以为这块市场会永远存在，却不知风向早已改变，他们的盈利空间正在不断缩小。不肯放掉眼前的利益，正是贪婪，却输掉了更多的东西。

3.永远得不到满足。

当一个人对于想要的东西始终放不下，最明显的特征是他再也得不到满足。就像巴尔扎克笔下的葛朗台，一边抓着手中的金子，一边想要更多更多。贪婪总和吝啬相伴。他们成为人们眼中的守财奴，贪得无厌，又无比吝啬，他们永远不知道满足，他们享受的仅仅是占有的过程，而不是占有的结果。

苦苦地挽留夕阳的是傻瓜；久久地感伤春光的，是蠢人。什么也不愿放弃的人，常会失去更珍贵的东西。一个亘古不变的真理：拿得起，固然可贵；但放得下，才是人生处世的真谛。

　　当我们对着一朵花流连时，我们只能看到一朵花的美丽，但当我们抬起头来，就能欣赏到整个春天的绚烂色彩。当我们对着一片落叶哀叹时，我们看到的只能是一片枯黄，但当我们放下它时，就能欣赏到辽阔江天、秋日胜春朝的壮丽画卷。当我们紧紧抱着双臂的时候，我们的胸怀什么都接纳不下，只要当我们伸开双臂，就能拥抱整个世界。

简单生活，愉悦地度过人生中的每一天

　　我们每个人都越来越习惯将"忙"字挂在嘴上。可是我们真的有那么忙吗？这些"忙"真的是我们迫不得已的吗？我们真的不能改变自己的现状吗？答案是：当然能！

　　在竞争日益激烈的现代社会，人们的生活节奏也越来越快，很多人都终日被生活中的"日程表"所束缚，上面记满了我们每天都必须要做的事情，它占据了我们生活的中心。而当自己想稍微放松时，时间又被电视、网络游戏、健身场所、娱乐中心所淹没，很多人觉得自己活得越来越压抑，越来越找寻不到自己心灵的空间。与其这样苦苦折磨自己，不如将这些"日程表"化繁就简，给自己的人生留下一些享受愉悦的时间。

美国著名的作家爱琳·詹姆丝一生都倡导人们要过一种简单的生活,她认为只有简单的生活才能活出自我来。

爱琳·詹姆丝在年轻的时候不仅是个作家,还是一个投资人,兼职一个地产公司的投资顾问。她在努力奋斗了十几年后,突然有一天,她坐在自己的办公桌前,呆呆地望着这些写满密密麻麻事宜的日程安排表。这时候,她的内心被触动了一下,她意识到自己再也忍受不了这张令人发疯的日程表了。

她的生活确实太过复杂了,用这么多乱七八糟的事情来将自己清醒的每一分钟都塞得满满的,简直就是对自己的一种折磨,这也是一种极为疯狂愚蠢的生活。也就是在这个时候,她终于作出了一个决定:要开始摒弃那些无谓的忙碌,给自己的心灵放个假。

于是,她就开始着手给自己列出一个清单来,将那些需要从自己的生活中清除的事情都罗列出来。然后,她采取了一系列"大胆"的行动:取消了当日所有的电话预约,并将堆积在办公桌上所有读过或没有读过的报纸和杂志全部都清除掉。她也注销了自己的全部的信用卡,为了不让每个月收到的账单函件打扰自己。

就这样,她通过改变自己的日常生活与工作习惯,使她的房间与庭院的草坪变得更加简约、整洁。原本她每日的清单总共有八十多项内容,经过她的清除后,变为了十多项内容。将自己的日程化繁就简后,爱琳·詹姆丝得到了许多空闲的时间,心灵也得到了休整,整个人快乐了许多。

爱琳·詹姆丝在自己的作品中说:"我们的生活已经太过复杂了。在我们今天这个历史进程中,从来没有像我们今天这个时代拥有如此多的东西。这些年来,我们一直被太多的外在物欲诱导着,我们误以为自己只要努力就一定会拥有一切东西,但是,这些东西事实上却让我们沉溺其中,并且心烦意乱，因为它们使我们失去了创造力。与其这样忍受折磨，不如舍弃这些东西，给自己的心灵多腾出时间来休个假，这样才能使我们的创造力永远旺盛。"

在现实生活中，我们也可以时刻停下来反思一下自己：每天有多少事情是不得不勉强去做的？追求外在的舒适和烦琐的例行公事是否让你的生活也落入浪费时间、浪费精力的陷阱中呢？其实，如果我们能及时减少那些程式化的活动，并不会因此而减少让自己心灵获得快乐的机会。

美国著名作家德莱赛说："习惯促使我们去做所有的日常琐事。而我们总是担心如果不去做，就会失去什么东西。其实，也许我们的确会失去什么东西，但是这并没什么不好，我们至少还可以好好地活着。不仅是好好地活着，而是活得更潇洒了，因为我们再也用不着费尽心机试图去做所有的事情。那些对人类艺术领域做出过卓越贡献的人，如毕加索、凡高、莫扎特等，这些人都是生活在极为简单的生活之中的。这样才使他们能够全神贯注于自己的领域，从而挖掘到灵魂深处的创造的源泉。为此，他们也获得了极为丰富精彩的人生。"

有时候，不是生活迫使我们过得辛苦，而是我们自己将自己逼入了人生的窄巷。我们想要更成功的事业、更多的财富、更高的地位，而就在追求这些的过程中，我们将自己逼得心力交瘁，却又将这种压力怪罪在生活上。

不，生活原本是简单的，只是我们自己附加了太多的要求。如果能从生活中删去这些并非必要的压力，我们的人生就能轻松愉快许多。

一个年轻人觉得生活很沉重，便问智者：生活为何如此沉重？

智者听罢，就随即给他一个篓子，让他背在肩上，并指着前面一条沙砾路说："你每走一步就捡一块石头将之放进去，最后体会到会有什么感觉。"

年轻人就背上篓子，一路不停地捡拾，走到路的尽头，他就回过头来对智者说："越来越沉重了！"

智者说："这也就是你为什么感觉生活越来越沉重的原因。每个人来到这个世界上时，都会背着一个空篓子，然而我们每走一步都要从这世界上捡一样东西放进去，所以才有了越来越累的感觉。"

简单生活不是忙碌的生活，也不是贫乏的生活，它只是一种不让自己迷失的方法，你可以因此抛弃那些纷繁而无意义的生活，全身心投入你的生活，体验生命的激情和至高境界。

既然简单的生活如此精彩，如此能体现生命的价值，那么，生活在现代社会中的我们应如何才能让自己生活变得更为简单呢？

1.明确自己生活的主题

很多人活得累，是因为他们不知道自己要什么，结果什么都害怕错过，什么都害怕失去。他们把精力分散在各种地方，不仅让自己筋疲力尽，还无法换回成功。因此，明确自己生活的主题是最重要的。只有知道我们要什么，才能在纷繁的人生中做出取舍，才不会被一时的得失蒙蔽双眼。

2.拒绝主题之外的诱惑

明确了我们生活的主题之后，我们就会发现，除了我们的主题之外，我们每天还面临着各种各样其他方面的诱惑。这些诱惑虽然也能在某些地方给我们以一定的回报，但是却要求我们付出极大的精力，并且对于我们的生活主题并无帮助。对于这样的诱惑，我们要懂得拒绝，不要被这些事情消耗掉我们宝贵的精力。

3.保持简单的心态

要想过一种简单的生活，就要做到心态简单，不要让心灵背着太多的欲望包袱，不要与其他人进行攀比，不要终日惶惶不安地迷失在自己制造的种种需求中，在物欲的罗网里苦苦挣扎。内心简单了，欲望和追求也自然就会少了。

4.以积极的心态面对生活

热爱生活，不要总以消极的眼光去看待生活。要有目的地去生活，保证有充分的时间去做自己想做的事情，尽力不要让时光在繁乱的事情中流走。简单的生活是将生活和现实，如有限的收入、时间和精力，与自身的价值相结合，并将它们应用到一种舒适、有效的生活方式之中。

有了简单的生活态度，才能看淡得失。这样，自然会活得自在，活得安然，活得快乐。明智的生活态度正在于此。这就是人们常说的"患得患失常戚戚，超然物外天地宽"。

西方哲学家、美学家尼采曾指出："心思如孩童般单纯，不患得患失是活得久、过得好的艺术。"简单生活的人，他的生活时时刻刻充满乐趣，因而他的生命力也强。所以，就让活得长久、过得快乐的艺术成为每一个人的座右铭吧，它可以使人生充满快乐，可以让你的心灵净化，时时感受生活的美妙。

珍视友情，但别被义气所累

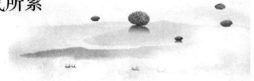

　　每个人都离不开朋友。朋友就像我们没有血缘的亲人，给我们帮助，给我们温暖，给我们无条件的支持和守候。没有朋友的人生就像没有花朵的荒园，就像没有雨露的沙漠，有的只是凄凉和寂寞。

　　友谊需要我们的珍视，需要我们用心维护和浇灌才能长久。如果只想收获而不想付出，只想自己而不肯迁就别人，是无法赢得长久的友谊的。

　　但是，对友谊的付出和迁就也要有度，一旦超过了这个度，那么友谊也就变质成枷锁，只会给我们带来无尽的烦恼。

　　我们应该懂得尊重和迁就朋友，但这并不意味着我们就要贬低自己。的确，在现实中很多时候，我们在某些方面与朋友并不完全平等，比如也许某些朋友比自己有钱，有些朋友比自己能说会道，有些朋友比自己成功，与这些朋友相比，自己显得渺小得多。正因为如此，我们会感到一丝自卑，从而总是很迁就朋友的所作所为。并且，你会这样安慰自己："谁叫人家比我强呢！"

　　甚至有的人还会迁就朋友对自己过分的玩笑。这种人也许会认为：朋友与自己走了这么多年的路，能忍则忍，别毁了这份友谊！诚然，你那份超乎常人的忍耐力让你获得了一份友谊，赢得了一个朋友，可你的内心是否快乐呢？人活一世，就是为了体会世间的种种美好，单纯为了迁就朋友而丧失自己的追求，这岂不本末倒置？

　　更严重的是，如果你总是迁就朋友，那么久而久，之你会发现友谊很容易破碎。

陈鹏大学毕业已经三年了，在一家保险公司工作。在一次和客户交谈中，他意外发现了一个老朋友程雷。陈鹏和程雷是高中同学，当年两人关系非常好，只是后来因为大学异地的缘故，联系才逐渐少了下来。

意外的邂逅让这两个老朋友非常高兴。工作完成后，两人一起吃了顿饭，回忆起了当年的生活。陈鹏从聊天中得知，程雷已经是某企业的老板，地位比自己高了许多。后来，程雷总是会给陈鹏打电话，两人一起玩乐，似乎回到了高中的时光。

不过，在陈鹏看来，现在的程雷已经和当年不一样了。如今的他已经是大老板，因此有时候说话就会透出命令的口吻："陈鹏，你帮我把车开过来！""陈鹏，明天一早到我家来一趟！"陈鹏当然也会觉得有些不舒服，不过他安慰自己："谁叫人家现在比自己强呢，能迁就就迁就吧！"

渐渐地，陈鹏的迁就成了习惯，而程雷自然也更加过分。后来的一次酒宴则彻底让陈鹏明白了什么叫伤心。

一次，陈鹏和程雷的几个朋友吃饭，那几个人都是大老板。酒宴上，程雷总是命令陈鹏做这做那，这让其他几个朋友说："老程，你的助理年纪怎么这么大了？"程雷没有解释，却和大家一起笑了起来。

陈鹏知道，这是对自己的侮辱，可他还是忍住了，毕竟程雷是自己的朋友。一会儿，大家都喝多了，这时程雷居然对陈鹏说："陈鹏，去把我的车加点油，快点！不然这几个老总会让你去喝汽油！"说完，大家哄然大笑。

走出酒店，陈鹏的眼泪流了下来。他这才感到，总是迁就程雷，总是任由他开玩笑，让自己成了所有人眼中的"笑话"。

一味地迁就，让陈鹏不仅没有感受到友谊的快乐，反而遭到了朋友的嘲讽。陈鹏的初衷没有错，驳朋友的面子毕竟不利于两人的友谊。但是，如果朋友的玩笑已经伤害了自尊，那么这份迁就又有什么意义？每个人都有独立的人格，不能因为朋友的地位、朋友的财富比自己高就"打折"。

那么和朋友相处，要注意哪些度呢？

1.彼此间留有距离

再亲密的朋友也应该尊重对方的空间和隐私。想要体会到友谊，就必须懂得"君子之交淡如水"的道理。我们和朋友不必总是在一起，因为无论是多好的朋友，距离太近，总是会有很多的矛盾产生。

有些人过于在乎朋友的想法：和朋友吵了两句嘴，回到家里坐立不宁，生怕他因为矛盾厌烦自己；朋友受伤住院，自己的情绪愈发失落，幻想从此人生出现拐点；朋友失恋了，总是一遍遍地给他打电话，安慰他的情绪。这么做的结果只能让朋友对你产生反感，或让你独自享受那份痛苦。

2.不能无原则地迁就朋友

为朋友伸出援助之手，这的确是我们应该做的。但是，这份援助也应该有个限度，不能过分在乎朋友，让他"集三千宠爱"于一身。一个人如果得到了太多的溺爱，那么他注定将会一事无成。到头来，他还会谴责那些过于迁就他的人，认为是他们让自己到了今天这一步。

3.不要过问朋友的得失

很多人会有这样一种希望：身边有一个优秀的朋友，他不仅能够帮自己解决人生中的困惑，更能做出一些耀眼的成绩。学校运动会的冠军、部门的领导、成功的企业家……毕竟，朋友能不断取得成功，这对自己来说，也是一件好事。因此，对于朋友的胜败得失，我们就非常关注。一见面，我们就会主动地询问"上一次的生意怎么样",看到他的胜利,就会手舞足蹈;听到他的失败,也会叹一口气。也许在你的眼中,自己的这种行为,会让朋友以为你很关心他,然而,朋友却不一定这么看。谁都知道,朋友是可以给自己带来放松的人,你的那种"关心"会让朋友感到压力,同时也会觉得你看重得失。久而久之,朋友就会逐渐疏远你。

4.不可过分依赖朋友

在我们紧张的生活中,能拥有一个知心朋友陪伴自己,这何尝不是件幸福的事?有了苦恼,向朋友说说心里话、听听朋友的建议,找出解决的办法;经济上困难,请有能力的朋友施以援手等,这些都能让我们从低谷走出。面对困难,有朋友的相助,这总比自己扛着要好得多。

但是,我们还要明白,哪怕朋友的能力再强,我们也不能产生依赖心理。朋友也有自己的事情,他也有难题要解决。如果只是站在自己的角度,过分依赖朋友,那么时间长了,朋友也会感到疲惫,因为这种友情成了他的负担,使他不堪重荷,他只能逃得远远的。

5.说话要注意分寸

人都是有自尊心的,即使对再好的朋友,也不能口无遮拦。很多人都会产生这样的意识:"对于朋友,就应该有什么说什么,毕竟我很在乎他,这是为他好!说点难听的话也没有关系,反正自己是替朋友着想。我相信,他一定会明白我的苦心!"然而事实上,你的好心未必真的能有好报。甚至,朋友还会对你产生憎恨,让你也感到不舒服。因为,朋友也要面子,他不喜欢别人批评自己,更不喜欢自己的朋友抨击自己。

6.不要为义气所累

关心朋友没有错,危难之中不忘朋友更是值得鼓励,但是如果只想着

"义气"，由着性子乱来而不考虑后果，那么于己于友都不是什么好事。

7.对异性朋友尤其要注意分寸

对异性朋友要尊重而保持距离，即使有心希望从朋友关系进一步发展为恋爱关系，也要小心地按步骤进行。不能表现出过分急切之情，否则，吓坏了对方，到时候你就只剩下哭泣的机会了。不要把所有的关注都投入到对方身上，顺其自然，这样才能赢得幸福。

总之，友谊之花需要我们细心地照料和浇灌。我们既不能对之不管不顾任其自生自灭，也不能过于溺爱，揠苗助长，只有既信任又保持适当距离的友情才能长久地持续下去。

在无序的世界中，让自己保持心境平和

随着时代的发展，我们身处的世界越来越丰富，越来越多元。不同的文化、观点、价值取向都在这个社会中剧烈地冲撞着。这样的社会充满着斑斓的色彩、无限的机遇、无数的可能，同时，这样纷杂的世界也充满了无尽的诱惑、无数的陷阱、迷宫般的岔路和很多未知的危险。

当选择太多、道路太多、不同的价值观太多的时候，我们就仿佛身处在一个绚烂的漩涡之中，迷失了自己的真心。

有一个人请教老禅师如何修行，禅师说："困来睡觉，饿来吃饭。"那人十分奇怪，就说："如此简单的事情，每个人都在做啊，怎么就是修行了呢?"

禅师说："每个人都能吃饭，但是却不会好好地吃饭，心中千般地去计较；每个人都会睡觉，但是却不懂如何去好好睡觉，心中百般地思虑。过于计较，过于思虑，人只会被内心的这些虚妄的杂念所困，失去了自我，成为杂念之奴。"

"困来睡觉，饿来吃饭"，老禅师的这句话包含着深刻的道理，它向我们揭示了一种心态：不苛求，不计较，不焦虑，用一颗平常心去面对世间万物，这种心态就是平和。

平和的人并不是消极和被动，而是看清了人世变化之后才获得了广阔心境。平和的人不但不会被社会所排斥，反而以自己的平和影响和打动着他人。

宋朝时期，吕端在很年轻的时候就被宋太宗任命为副宰相。当时很多人都不服气，常常在私下里议论他。当他列席早朝例会的时候，有人在他后面出声讽刺道："哼，这个人这么年轻就当了副宰相，他会有什么才能呢？"

这个人的声音很大，以至于很多人都听到了他的话，纷纷扭头看说话的人到底是谁。但是吕端却好像没有听见似的，根本不为所动，也没有回头去查看说话的那个人到底是谁。

到退朝后，吕端并没有表现出什么愤怒的表情，而是像没有发生过这件事一样，从容地从队列中走过。有几个和他比较要好的同僚就为他打抱不平。他们还为没有帮吕端打听出那个嘲讽者的姓名而懊恼，还纷纷赌咒发誓，一定要帮吕端查出那个可恶的人到底是谁。

不过，朋友们的话并没有令吕端激动，他只是淡淡地说："还是不要打听了，我不想知道那个人是谁。如果不知道，我还能保持一颗平常心。如果知道了那个人是谁，我难免会心怀怨恨，这样对我自己不好，不是自己给自己找不开心吗?还不如不知道的好啊，反正我也没有什么损失。"

吕端的一番话令朋友们无比佩服，觉得他真的是"宰相肚里能撑船"，还把这个故事告诉他们认识的其他人。结果，吕端的这番话就在宋朝的官员中传开了。官员们纷纷为这位年轻的副宰相而折服，再也没有人敢因为他年纪轻而小觑他。那位在朝上讽刺他的官员也羞愧得无地自容，以后对吕端都恭恭敬敬的，再也不敢说那些嘲讽他的话了。

吕瑞以自己平和的心态化解了一场纷争，也为自己赢得了人心。

在如今这个纷繁而瞬息万变的社会中，恪守平和的人常常不被理解。他们不去争取什么，也不去争论什么，有人说他们没有上进心，有人说他们太过消极，不过，真正懂得平和的可贵之处的人却羡慕着他们，因为平和的心可以带给我们很多。

平和让人简单快乐。

拥有一颗平和的心，对人对物只有很简单的要求，他们不会苛求别人也不会勉强自己。他们容易满足，也就容易快乐。但他们并非没有进取心，只是把别人花费在琐事上的精力用到了自己认为值得的地方。

平和使人聪明豁达。

在通常情况下，那些心态平和、淡泊的人不会与人计较。他们看穿事物的本质，理解别人的难处，懂得退让和成人之美。这一切表现出一种行为上的大度和性格上的大气，让人向往不已。

平和的人时间更多。

懂得平和真意的人从不在计较琐事上浪费时间。在他们看来，他们有时间宁可看看云卷云舒、日升日落，也不愿意与不相干的人争执。他们看起来悠闲从容，是真正懂得生活的人。

平和人不容易被诱惑。

内心平和的人物质需求往往很低，很难被外界诱惑，所以他们大都意志坚定，一旦作出选择就不会有任何动摇，这样的人不易收买，不会弯曲，因为他们最明白人生的意义，懂得自己在这个纷繁世间要的是什么。

平和的人不计较名利是非。

因为不在意是是非非，一切评论在他们耳中就像空气，他们得意时不忘形，失意时也不会太悲观。他们随时都在向前走，不理会身后有什么，以前做过什么。

生活原本就该是轻松愉悦的，我们并不缺少真正的热情与精力去承受生活，而是因为缺乏一颗平和之心，使得我们把自己的生活弄得过于复杂。我们的周围到处都充斥金钱、功名、利益的角逐，处处都充斥着许多新奇和时髦的事物……被这样复杂的生活所牵扯，我们能不疲惫吗？

"简单点儿，平和点儿！奢侈与舒适的生活，实际上妨碍了人类的进步。"这是梭罗的一句感人至深的名言。梭罗同时也发现，当他在生活上的需要简化到最低限度时，生活反而会更加充实，因为他无须为了满足那些不必要的纷扰而分散自己的心神。

的确如此，简单的生活、平和的内心，其实就是最充实、最精彩的人生。以一颗平和之心生活在灯红酒绿、推杯换盏、斤斤计较、欲望和诱惑之外，不用挖空心思去依附权势，不必去贪图金钱，用不着留意别人看你的眼神，敞开心扉，快乐而自由，随心所欲，该哭就哭，想笑就笑，简简单单地存在着，又何尝不是一种惬意？

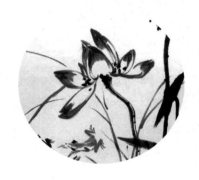

第七章／快乐之道

在正能量的包围下活着

世界本不完美，人生也必然有起有落。很多事我们都强求不来，却也不必强求。对苦难坦然，对过去淡然，对孤独泰然，放宽心态，豁达处世，心怀正能量来面对万事万物，我们的人生也自然能获得洒脱幸福的美好境界。

爱上生活的每一道伤疤

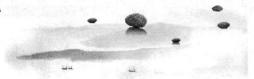

　　一个孩子总要跌倒过很多次才能学会走路，才会自由地奔跑；架起彩虹之前，天空也一定风雨交加；一个伟大的发明必然离不开之前无数次的失败；两个人组成幸福的家庭之前，也各自经历过失败的感情……树每次被修剪，都要留下伤疤，然而正是由于这些伤疤的存在，树才长得大、长得直。

　　人也是一样，人生的道路上难免留下这样那样的伤疤：和爱人的一次争吵、朋友的一次背弃、事业的一次低谷、一位亲人的离世……我们在不断成长、不断收获，同时也在不断受伤、不断失去。我们在成熟的道路上披荆斩棘，也在这个过程中留下了累累伤疤。

　　有些人太害怕受伤，刚刚开始一段感情，他们就担心将来分手；面对一次挑战，他们就担心一败涂地；甚至是一次胜利，他们都会担心会不会是"站得高，摔得重"。他们总是忧虑，总是恐惧，给自己找退路。他们消极地生活，只求平安，但直到他们老了，回首自己的一生，才发现自己从来没有真正地活过。

　　受伤是成长的一个难以避免的部分。既然如此，又何必畏惧它？更何况伤害带我们的并不仅仅是痛苦和悲伤。伤害是我们人生课堂中的一门必修课，通过它，我们得到历练和成长。

　　当我们走在追求成功的长路上时，难免会有跌倒的时候。有些人天性乐观豁达，不当一回事，爬起来，揉揉伤口继续前进；有的人却会因为这一次的跌倒产生或大或小的心理波动。小波动或许只是一时的不舒服，大波动持续时间长了，会造成严重的心理失衡，产生迷茫。

事实上，受伤并不可怕，只是经过想象的夸大，让伤害我们的那些困境、挫折看上去不可征服。相信很多人都有学骑自行车的经历，开始的时候，初学者将注意力全部集中在脚下，唯恐自己一不小心摔下车，结果一直骑不好。真正会骑车的人却能忘记脚下，眼睛只会盯着前方的道路。在成功面前，昔日的伤痛也不过是脚下的小石子，那算得了什么呢？而且，在伤痛中，我们才能够得到最宝贵的东西——经验。

斯帕奇小时候是一个羞涩的小男孩，而且在外人看来，这个倒霉的小男孩在学校里的日子应该是很艰难的。读小学时，斯帕奇的功课就常常不及格，到了中学，数学和物理成绩通常都是零分。终于，斯帕奇成了学校自建校以来成绩最糟糕的学生。

问题不仅仅局限于数学和物理，他的国文课、英语课，甚至连体育课的成绩都惨不忍睹。虽然他尝试着参加了高尔夫球队，但在赛季唯一一次团体比赛中，输了个干净利落。从此以后，任何赛事都与他无关，他成了一块坏掉一锅汤的臭肉。

在斯帕奇整个成长过程中，他都笨嘴拙舌，几乎没有一个人愿意同他做朋友。与其说大家讨厌他，倒不如说大家压根儿就当他不存在。如果有同学在学校主动问候他一声，这恐怕会让他受宠若惊并终生难忘。

直到中学毕业，斯帕奇在别人眼中都是个无可救药的失败者。也许是因为从小经历了太多的失败，成年后的斯帕奇更加胆小懦弱，他从不尝试任何与自己无关的新玩意儿。但只有一点，他很坚定——他相信自己拥有不凡的绘画才能。绘画，这是斯帕奇从小到大都很关心的一件事。

然而，就像数学和物理一样，人们同样不能接受他的绘画作品，除了他本人以外，他的那些涂鸦从来没有被其他人看上过。虽然在上学时期，斯帕奇就曾多次向出版社投稿，但始终没有被采纳。多次的退稿经历，一次次地伤害着斯帕奇，但是他并没有因此而止步，依然坚信自己会成为一名职业漫画家。

中学毕业那年，斯帕奇鼓起勇气向迪士尼公司写了一封自荐书，该公司收到自荐书后，让他把自己的漫画作品寄过来，并规定了漫画主题。斯帕奇似乎看到了一线希望，他投入了大量的精力和时间，认真地完成了许多幅漫画。可是，漫画寄出后却石沉大海，迪士尼公司没有录用，他再一次遭遇了失败。

到这时，斯帕奇似乎终于承认自己的人生恐怕只有黑夜，然而，他并没有在这样暗无天日的黑夜中瑟瑟发抖，他开始尝试着用画笔来描绘自己平淡无奇的人生经历。他用漫画语言讲述了自己灰暗的童年、暗淡无光的青少年时期，他在画中融入了自己多年来对画画的执着以及对生活的真实体验。

也许连他自己也没想到，一个学业糟糕的不及格生，一个屡遭退稿的所谓的艺术家，一个无人关注的失败者，竟然在漫画世界里一炮而红。他笔下的一个名叫查理·布朗的小男孩受到追捧，他甚至成为当代孩子们的偶像。只是千千万万的读者也许并不知道，这个小男孩正是作者本人，也就是日后鼎鼎大名的漫画家查尔斯·舒尔茨。

斯帕奇的前半段人生充满了来自外界的伤害：糟糕的成绩、同学的嘲笑、出版社的不认可，等等，对于一个孩子来说，这些伤害都是巨大的。但是斯帕奇没有让这些伤害打倒，他带着自己一身的伤疤继续在追求梦想的道路上前行，最终成就了自己。

弱者只会惧怕伤害，强者可以忍受伤害，而智者却懂得感觉伤害。

人生活在这个世界上，总会遇到这样或那样的伤心事。但是，你要知道，正是这些磨难才使我们的生命变得更为坚强，也正是在与这些困境不断抗争的过程中，我们才体会到了生命的厚度，才使生命更显丰富和精彩。所以，从一定意义上说，我们还要感谢生命中的这些不幸与磨难，也正是它们，才使我们的生命变得更为坚强，更为有意义。

我们可以试想：在人生的岔道口，你若选择了一条平坦的大道，你可能会过一种舒适而享乐的生活，这样会使你失去一个历练自己的机会；而若你选择了一条坎坷的小路，你的青春也许会充满痛苦，但成功的大门也许就会从此被你打开。

从前，有一位德高望重的渔夫，他有着极为高超捕的捕鱼技术。渔夫因为自小就善于捕鱼，很早就为自己积累下了一大笔财富。然而，随着年龄的增长，年老的渔夫却一点也不快活，因为他为自己的三个儿子发愁，三个儿子的捕鱼技术都极为平庸。

为此，他就向长年生活在海边的一位智者倾诉心中的苦闷："我实在是弄不明白，我的捕鱼技术如此好，而我的三个儿子却为什么没有一个能成才的？我从他们懂事的时候就开始不停地把自己的捕鱼技术传授给他们，我从最基本的开始教起，总是告诉他们如何织网最结实，最容易捕到鱼，怎样划船才不会惊动水里边的鱼，怎样下网最容易请鱼入瓮。等他们长大后，我又传授给他们如何识潮汐，辨鱼汛……凡是我多年来辛辛苦苦积累出来的经验，我都毫无保留地传授给了他们，但是为何他们的捕鱼技术还不如海边那些普通渔民家的孩子们！"

智者听了他的话，便问道："你一直是这样手把手亲自教他们的吗？"

"是呀，为了让他们学会一流的捕鱼技术，我教得很是仔细，很是认真，从来没保留什么！"渔夫回答。

"他们也一直跟随你吗？"智者又问道。

"是的，为了让他们少走弯路，我一直让他们跟着我学习。"渔夫说道。

智者说："这样说来，你的儿子们的捕鱼技术就不会好到哪里去！你只知道传授给他们捕鱼技术，却从来没有传授给他们教训，也不让他们亲自下海多演练。没有经历任何艰险，没有受过伤痛的磨砺，如何能准确地领悟到你的那些经验呢？"

渔夫的儿子们从来没有经历过任何伤痛，如何能获得成长呢？在生活中，只有经历磨难、从伤痛中走出来的人，才能更快、更好地成长，生命也只能在不幸与困境中得到升华。在人的一生中，总会遇到灾难、失业、失恋、离婚、破产、疾病等各种各样的厄运，即便你比较幸运，没有遭遇，也可能会遇到来自生活的各种各样的压力和烦心事。当你面临或遭遇它们的时候，就一定要用一颗感恩的心去拥抱它们，正是它们给了你更多成长和锻炼的机会，让你以更为坚强的心态去面对生活中的一切。

生命中的伤疤是一把烈火，它焚烧我们的心，却让真金得以炼成。珍爱我们的每一道伤疤吧，正是这些伤疤让我们在通向成功和幸福的大道上走得更加从容、更加笃定。

别让过去绊住前进的脚步

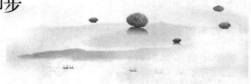

　　我们每个人的现在都是由过去组成的。我们今日的思维方式、身体健康程度、说话办事的习惯、身处的地位、拥有的一切，都是从过去带来的。除了这些现实，过去留给我们的还有记忆，这些记忆有甜有苦，有些弥足珍贵，也有些痛苦不堪。正是这份刻骨铭心的痛苦回忆，让有的人永远活在过去，无论遇到什么事情都会感到紧张。久而久之，这样的人精神状态越来越差，就如惊弓之鸟一般，每天都活在惊恐之中。无论别人有多少欢乐，这些仿佛都与他无关。他的生活就是一个封闭的笼子，每天眼前出现的只有过去的那些痛苦。

　　没有人背负着所有痛苦的记忆却可以快乐地生活。很多时候，念念不忘并不是什么好事，它只会加速你的情绪失控，让你在过去的暗影中无法自拔。不过，这样的人一定也非常渴望快乐、渴望幸福，那么他就应该积极行动改变自己。

　　有些人似乎迷上了怀旧，并且远远超越了"怀念"这个程度。对于上了年纪的老人来说，这么做还情有可原；如果一个青年或中年人如此，那么就有可能让自己变得骄傲而疯狂。

　　毕竟，过去总会有人留恋的地方。久而久之，怀旧的他会以为自己仍然在过去，让自己变得呆滞而麻木，甚至主动拒绝现实中的生活。

一转眼，张亮在这个新国家已经生活了十五年。从寒冷的东北到温暖的马来西亚，张亮经历了许多事情，却总忘不了家乡的一切。即使当他在马来西亚有了家、有了孩子，他还是有时候会表现出一丝怀旧情绪。

　　有一年，张亮通过网络看到了当时大陆正在热播的电视剧《刘老根》，张亮看得如痴如醉，一下子思绪回到了遥远的东北。每天，他都会这样感慨一番："哎，什么时候才能吃上东北的大酱，什么时候才能在松花江上滑冰啊！"

　　张亮也清楚，如今家庭已在马来西亚站住脚，孩子刚刚上幼儿园，自己平常工作也很忙，想要再回东北，这并不是件容易的事。可是自己越回忆东北的往事，他就愈发感到不自在，每天都要对别人说："想当年在东北的时候……"

　　一开始，他的妻子并没有发觉什么问题，毕竟适当的怀旧是很正常的事情。可是久而久之他发现，张亮身上的行为越来越反常。好几次，她都看见张亮拿着两个铁片在地上不停地打磨，于是不解地问："你这是干什么？"

　　张亮说："我在做冰刀啊！小时候我们都是自己做冰刀的！"

　　妻子大吃一惊，说："咱们这是在马来西亚，怎么可能有冰让你滑！"不过，张亮毫不在意，依旧在制造着小时候的冰刀。甚至在温暖的马来西亚冬季，他还想买一件厚厚的羽绒服，并美其名曰"过冬"。

　　张亮的这种行为引起了妻子和朋友的关注。他们眼见张亮在怀旧中越陷越深，急忙将他送去了医院。一检查才知道，原来过于怀念遥远的东北，张亮的心智已经出现问题。不得已，张亮只得住院治疗，直到一年多后才有好转。

正是因为过分怀旧，张亮最后才出现了这样的状况。由此可见，怀旧同样也要掌握度。正如我们常说的"好汉不提当年勇""过去的就过去了，别想那么多，至少有个美好的回忆"，这都是在劝解他人不要活在过去里，哪怕怀旧也不能过分。

　　事实上，每一个人的一生都有着许多美好的回忆，这些都是我们怀旧的对象。但是，这些东西也很容易让人依赖，产生迷恋，甚至会让自己无法自拔，变得疯狂、忧郁、苦不堪言。

　　刻意强调"走出回忆"，这绝不是摆脱回忆的好方法。因为那样，只能强化自己对过去的思虑。所以，我们不必刻意地去忘记，而是让一切都趋于平淡，该做什么做什么，别让自己常常独处苦思。随着时间的推移，你将会投入新生活之中，过去的回忆在自然而然中就得到了淡化。

　　想要开始新生活，摆脱回忆对自己的影响，最好的办法就是尽量扩大自己的交友圈，与尽量多的人接触，尽量发现自己的爱好，做一些自己喜欢的事情，起到移情的作用。相信未来的某一天，你会发现，再想起那些回忆，你的心已不再疼痛，因为在你的眼中，那些回忆已经成了过去，而我们所拥有的则是美好且具有无限可能的"现在"。

别让不必要的口舌之争影响心情

　　我们生活的世界很大，因此有了那么多不同的想法、不同的态度和不同的文化；我们生活的世界又太小，当这些不同的想法、不同的态度、不同的文化交融时，难免就产生分歧和争议。

要知道，世界上没有两片相同的树叶，同样，也没有两个相同的人，当然每个人的想法也不尽相同。与人交往，意见不合是正常事，出现争执也在所难免。因为争执，有的人不免心态失衡，非要和对方争得"天昏地暗"。这种人头脑灵活、牙尖嘴利、好胜心极强，不把对方说得哑口无言、低头认输绝不罢休；这种人言语犀利，善于抓住别人语言的漏洞，在辩论中往往占有绝对优势，仗着自己实力强大，说话得理不饶人，把别人批驳得一无是处。

可是，又有几个人知道，这样的人其实心里并不好受。因为他们总要与别人争论，心里充满了愤恨，因此心态自然波动异常，终日生活在焦躁之中。不仅如此，他的这种行为还会招致他人的嫉恨与疏远，无形中为自己埋下了祸根。

孔融是家喻户晓的人物，他从小就十分聪颖，"孔融让梨"的故事一直为后世所流传和称道。他非常能言善辩，这一点既给他带来了好处，也给他造成了祸害。

孔融10岁时，有一天跟随父亲到洛阳游玩。途中，他想要拜会当时的才子李元礼。凭借着足智多谋，李元礼不禁暗中啧啧称奇，对他刮目相看，视为奇才。后来孔融长大后，李元礼力排众议推荐他为京都大学之师，并视之为忘年之友。

在这个阶段，李元礼非常欣赏孔融的智慧。不过，孔融锋芒太劲的言语又为他英才多劫的人生埋下了沉重的伏笔。

有一次，孔融正在和李元礼谈话，碰巧太中大夫陈炜前来造访。李元礼的门人将孔融的过人智慧绘声绘色地告诉了陈炜。陈炜一向老成持重，听后以略带轻视的口吻说："小时候聪慧的人，长大以后未必如此。"

孔融立刻反唇相讥道："想来太中大夫小时候一定是十分聪慧的啦！"

听完孔融的话，陈炜顿时唇紫髭翘，无语回应。从此之后，他心中充满了对孔融的厌恶感。他认定，一个总爱逞口舌之快的人，将来的命运一定不会好。

果然，等到孔融在曹操麾下效力时，终于因为逞口舌之快，让自己丧了命。许昌时代，在曹操下决定时，孔融总是立于一旁冷嘲热讽一番，机智的口才让曹操无可奈何。甚至，孔融干涉曹操父子的私生活，给曹操写了一封信，讽刺其子曹丕纳袁绍的儿媳为妾。

多年来，曹操对孔融一直憋着气。最后，他借着孔融谋反的名义，将其处死。

以军事与谋略见长的孔融，在不与当权者合作的同时，又喜欢坐在一旁议论时政，自然不为曹操所容。正是他总爱逞口舌之快，总爱和曹操争论的缘故，自己才走上了一条不归路。这样的人在如今的生活中也并不少见，他们有一种习惯：无论在什么情况下，一到要用到嘴巴，他绝对不会吃亏。因为长期的磨炼，他早已练就了抓别人语言漏洞的"好"本事，一旦进入"战场"，就会让人无力招架；即使没道理，可他却有颠倒黑白的本事，把理争到他那方去，叫你对他干着急没办法。

"良言一句三冬暖，恶语伤人六月寒"。在与别人出现矛盾时，我们都觉得自己有道理，但又说服不了对方，沟通就会陷入僵持。这个时候不妨换一种方式表达，大家都冷静一下，换个角度重新思考问题，或许会得到意想不到的结果。如果我们谁也不妥协，那么争执势必会陷入僵持，谁也说服不了谁，最后导致两人情绪越来越差，出现一些恶性事件。

其实，一个喜欢争论的人不仅自己的心里不痛快，就连别人也不愿意与你交往，遭人冷落，受人排斥。要明白，生活中的相处并不是辩论赛，赢了往往什么也得不到，只能平添他人的恼怒、内心的怨恨。现实生活中，做人应该有雅量，时时提防因为口舌惹起的祸端。

那么，怎样才能避免不必要的争论呢？

1.不要显示自己聪明

面对来自他人的挑衅时，心高气傲的人免不了想要显示自己的聪明和对方的愚蠢，以此来要教训对方一番。就感情而言，有些人的做法确很令人讨厌，但这并不等于我们就要显出高人一等的聪明样子来。面对这样的对手，我们不妨"拿块布蒙上双眼装糊涂"，不和他起正面冲突。这样做，并不是懦弱和降低人格，而恰恰是你具有高尚品德的明证。相反，要是人家一有缺点和不足，就把人家往绝路上推，这不但暴露了自己人格的低下，而且显得心胸也太过狭窄了。在别人对自己无礼的时候，我们要学会把自己的愤怒的情绪隐藏起来，用一种平静的心态感化他们。

2.该低头时则低头

在生活中，我们为什么总会和别人发生争吵？很重要的一个原因，就是"自负"在作祟。自己觉得什么都好，自己觉得能力比对方强，这种自负让自己不免愤怒起来，肾上腺素自然升高，冲突不可避免。其实我们也知道，和别人争吵，到头来伤害的还是自己。毕竟，争吵不能解决问题，你和对手依旧活在自己的情绪中，看不清真实的生活，回到家里，也许还带着气愤，忍不住再抱怨一番。这又能给我们自己带来多少好处呢？

所以，想要避免无谓的争吵，有时候，不要总在乎面子，该低头的时候就低头，敢于承认技不如人，那么你们之间就会"一笑泯恩仇"。

3.以包容化解分歧

在生活中，我们与其他人难免会发生一些摩擦和误会，如果心中总装着仇恨，那么生活就如负重登山，举步维艰，最后，只会因为无休止的争吵，把自己的路堵死。生活的经验告诉我们，不管我们的理由如何，争吵总是不值得的。一个人能够宽容别人，拥有一个广阔的胸怀，这样才能得到心灵上的平静。古语有"将军额头能跑马，宰相肚里能撑船"，说的就是这个道理。

4.保持谦逊的态度

一个人的修养，不是看他如何对待地位比自己高的人，而是看他如何对待地位不如自己的人。作为一个成年人，尤其是一个有一定地位的人，就更应该保持谦逊的态度，有容人的气度，而不是盛气凌人地发泄自己的情绪。

5.即使批评，也要讲究方法

如果的确要对对方的做法进行批评，那么也要小心地注意选择恰当的方式方法。恰到好处地运用批评，不但能够让犯错的人心悦诚服认识错误，而且能体现个人的境界；相反，暴风骤雨般的训责可能会激起别人的反抗，绵里藏针的嘲讽会伤害别人的自尊，就算他们认识到了错误，也很难起到改正错误的目的。我们不要以为那些"犯错的人"在你面前申辩就是狂妄、目中无人的表现，而是应抛弃自己的成见，耐心倾听他的解释，再作客观的评价。适当的时候不妨把自己置身对方的角色中去，并思考如果我置身于他的环境中，会不会也出现这样的错误。

古人说"有容乃大"，又说"唯宽可以容人，唯厚可能载物"。生活中，难免有摩擦和争执，如果我们有足够宽广的胸襟，有一颗宽容平和之心，自然就能化解生活中这些负面的影响。口舌之争的胜利不会给我们带来什么荣光，而和谐的人际关系却可以让我们保持心情的愉悦，因此，何不避免不必要的口舌之争，给生活留下更多的美好与宁静呢？

学会独处，孤独的时光也精彩

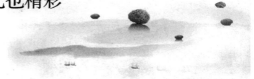

一位哲学家说过这样一段话："人生是孤独的，从我们一出生就是如此。在我们还没作出选择，还没做好准备时，我们就被抛在这个世界上了。"

人生归根结底其实是独行的。亲人、朋友、爱人，每个人都陪伴我们走过一段岁月，同我们分享彼此人生中的悲欢离合、喜怒哀乐。可是聚散终有时，人生里注定有那么多漫长难挨的时光，需要我们独自走过。

很多人害怕独处，害怕孤独，一旦离开了别人的陪伴心中就空空荡荡。在他们看来独处就等于寂寞，等于冷清悲戚。而有的人却懂得享受独处的时光，在浴缸中放满水，泡个舒舒服服的澡；捧一本喜欢的书潜入另一个世界；窝在沙发里慢慢品一口红酒；或是仅仅看看电视，感受一个人彻底放松的时光。

台湾一位著名漫画家曾出过一本画册，名字就叫作《又寂寞，又美好》。真正的孤独是一种高尚的修养，是心灵的宁静，是灵魂的洒脱。有的人即使长期独守孤灯，却很充实；有的人即使夜夜狂欢，心里却有无边的寂寞，关键在于你的精神世界是否充盈。

当我们抬头仰望苍穹时，看到那翱翔长空的雄鹰，你会觉得，它是孤独的。可是你是否意识到，孤独的雄鹰却拥有整个蓝天？雨果说："孤独是一笔财富。"面对窗前明月，清茶一杯，好书一卷，听一曲清幽古乐，任情遨神游，让人生少些浮躁和媚俗，多些平静和安详，这不正是一种绝美的心境吗？

常雨萌是个成功的艺术家，今年不过才25岁。当她到某大学讲演时，面对大学生询问自己如何成功，她说了这样一句话："享受孤独。"顿时，台下一片惊讶。

常雨萌看着大家的惊异，平静地说："在我16岁时，我遭遇了一场车祸，父母不幸遇难，我也因此残疾。16岁到23岁，对于一个女孩正是一个黄金时期，然而，就在这个可以尽情地享受着青春的活力、友情的快乐、爱情的甜蜜、生活的美好的重要时期里，我却是一个人在轮椅上孤单度过的。在这漫长的七年中，我曾经抱怨过、伤心过，我把自己封闭起来，不与外界接触，从此我的世界里只有孤独……"

说到这里，常雨萌平静了一下，继续说道："然而就是在这份孤单中，我却体会到了人生的真谛。漫长的孤独让我有足够的时间平复心情，平静的心态让我能够冷静地思考。在思考中我明白了很多道理，我重新客观地看待我的人生，我明白了只要活着就是一种幸福，我懂得了珍惜，懂得了知足。这大概就是所谓的'知止而后能定，定而后能静，静而后能安，安而后能虑，虑而后能得'吧！孤独给了我静心思考的机会，让我明白了这些道理。在我明白了这些道理以后，我所得到的就是快乐……"

当常雨萌说完这些时，台下响起了经久不息的掌声。

我们为什么害怕孤独，是因为孤独在我们的眼中，就等于人生的失败。然而，当我们翻看那些名人的成功史，就能发现孤独才是成功的催化剂。如果没有孤独，屈原能完成千古绝唱《离骚》吗？如果没有孤独，李白能写下那"古来圣贤多寂寞"的千古绝句吗？如果没有孤独，约翰·纳什能成为当代数学家吗？

孤独并不一定就等于寂寞，不等于形影相吊、孤家寡人。孤独是大隐隐于市的洒脱和淡然，是星光下独舞的曼妙，是寒梅在冬雪中独开的高洁与美好。冰清玉洁、凌寒留香、凌霜傲雪……在中国人的心中，梅花就是坚强的象征，它表现出了一种坚忍不拔、百折不挠、自强不息的精神品质。别的花都是春天才开，它却不一样，愈是寒冷，愈是风欺雪压，花开得愈精神、愈秀美。甚至有诗人如此赞美它：墙角数枝梅，凌寒独自开。遥知不是雪，为有暗香来。正是梅花的这种坚韧给它蒙上了一种孤独的气质。凛冽的寒风中，所有花儿都闭上了双眼、蜷缩起身体，唯有梅花迎雪怒放，给寒冷的冬天带来了一抹暖意。

　　其实，人生又何尝不是如此？当我们仰望那些成功人士时，总羡慕他们如今的地位、财富，却没有看到，他们也曾经有过孤独面对寒冬的时刻。在这份孤单中，他们挺直了身子，赢得了所有人的敬佩，这种心态不正是值得我们学习的吗？

　　2009年，索斯克贾尔一个人从遥远的北欧来到了中国工作。在整个公司中，只有他一个是外籍人士。他不懂中文，加上工作比较独立，生活的苦闷可想而知。刚到中国时，他吃不惯中餐，他听不懂电视里说的是什么，他不理解中国人的生活习惯，他无法接受中国那种拥挤的街道，每天只好一个人下班后，来到一家小酒吧，点一瓶酒解闷。

　　一个月过去了，两个月过去了，索斯克贾尔感到寂寞的情绪越来越严重。他不想上班，不想和别人交流，只想回到自己的祖国。可是他明白，工作制约着自己，不能做出这样的事情。烦闷之余，他买了一辆自行车，拿着相机到处拍照。

有一次，他骑车来到了一个小山村，看到一个小朋友一个人在玩水，表情非常快乐。于是，他悄悄地停了下来，不停地按动快门，将这个小朋友的快乐记录了下来。这个小朋友一会儿玩水，一会儿捉鱼，丝毫不见疲惫，更不见没有同伴的孤独。

　　看着这个孩子，索斯克贾尔的眼眶不禁有些湿润了。他知道，孩子向来喜欢热闹，最讨厌一个人的时光，可是这个小孩，却享受着属于自己的生活，表现得如此快乐！再想想自己，他不禁有些脸红了。

　　后来，孩子发现了这个奇怪的外国人。他跑到了索斯克贾尔的面前，露出了天真的微笑。这个瞬间被索斯克贾尔拍了下来，回到家后，他对着这个镜头看了又看。

　　从这以后，索斯克贾尔再也不把自己关在小屋子里了。上班之余，他总会带着快乐的心情欣赏中国的风光，并拍了几万张的照片。即使在家里，他也学着自己泡茶，给生活增添点小乐趣。

　　一转眼，两年的时光过去了，索斯克贾尔也到了回国的时刻。上飞机前，他又回头看了一眼美丽的中国，露出了灿烂的微笑。

　　如果不懂得享受寂寞，那么在中国的这几年里，索斯克贾尔的情绪早已崩溃了。所以，面对寂寞时，我们也应该学学索斯克贾尔，学会走进宽广的大自然。同时，我们还可以回忆一些美好的往事，重温一下过去那些美好的片段，把一切烦恼抛到脑后，来享受只属于自己的那一份寂寞。

　　生活在人如潮涌般的城市里，很多时候，我们感觉一个人生活，就如同在荒漠上行走般寂寞，所以在内心里都存在着些许漠然和忧郁。可是，为什么有的人却能感受幸福？就是因为我们忽略了一个人生活也会给我们带来另一种美好。

其实，一个人的幸福很简单。比如，当你休息的时候，你可以聆听喜欢的音乐。这些种类各异的音乐，时而轻柔，时而神秘，伴随着你整理房间的时光。这个时候，你从衣柜里寻找到了惊喜：你的每件衣服都有太阳的味道，你喜欢看着它们沐浴阳光的样子。

与此同时，你还可以给花花草草浇浇水，然后翻出笔记本，开始整理近期的记录信息。这时你发现，原来这段时间得到了这么多收获。累了，你还可以做些自己独创的烹饪，自得其乐。当灵感来袭，你还可以打开电脑，写一首小诗，这不正是生活的幸福吗？

享受独处，就是在自己熙熙攘攘的人生里留下了一抹精彩的留白，就是在繁花盛开的花园中辟出一条通幽的曲径。人生注定有孤独的时刻，既然如此，何不平和了心态，捧一杯清茶，在自己内心的花园中邂逅绝美的春色？

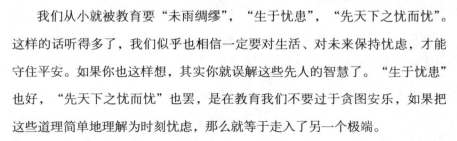

摆脱习惯性的消极思维模式

我们从小就被教育要"未雨绸缪"，"生于忧患"，"先天下之忧而忧"。这样的话听得多了，我们似乎也相信一定要对生活、对未来保持忧虑，才能守住平安。如果你也这样想，其实你就误解这些先人的智慧了。"生于忧患"也好，"先天下之忧而忧"也罢，是在教育我们不要过于贪图安乐，如果把这些道理简单地理解为时刻忧虑，那么就等于走入了另一个极端。

"君子坦荡荡，小人长戚戚"，是说君子有宽广的胸怀，可以容忍别人，容纳各种事件。而那些心胸狭窄的人，时常忧愁，局促不安，就不可能成为君子。

也许对于忙碌、疲倦的现代人来说，捧一杯茶，焚一缕香，细细品读君子之道已是太过奢侈的事情。可是如君子般坦荡荡地面对生活，还是如小人般忧虑、消极，却会直接影响着我们每一天的生活、工作和未来。

如今的社会瞬息万变，一句"我不知道明天和意外哪个先来"在网上热传。我们都越来习惯忧虑，越来越习惯用消极的思维模式来对待和预判我们的生活，这几乎已成了一种条件反射。因为这种消极的思维，我们越来越害怕变化，越来越缺乏行动力了，让自己在恐惧和消沉的泥淖里越陷越深。结果我们变得越来越被动、越来越心力交瘁，身心都疲惫不堪。

这样的忧虑对我们绝对没有好处，适度地保持警惕可以让我们准备好应对可能到来的危机，然而所谓过犹不及，习惯于消极的思维只能让我们丧失行动力，别说未来的危机，只怕连眼前的事情都难以集中精力去解决。而当未来真正需要我们去忧愁的时候，提早的忧愁，除了早早耗尽我们的热情和精力之外，恐怕没有其他任何帮助。

有个小和尚，每天早上的主要任务就是到寺庙中清扫落叶。在冷飕飕的清晨起床扫落叶确实是一件极为辛苦的事情，尤其在每年的秋冬之际，只要一起风，树叶就会随风飞舞落下。小和尚每天早上起来，都需要将大部分的时间花在清扫落叶上，这令他头痛不已。

他其实一直都在想办法，想让自己轻松些。后来，一位老和尚告诉他说："想省些力还不简单，只在明天打扫之前先用力摇树，将落叶统统摇下来后，后天就可以不用那么辛苦，去花费那么多精力去打扫落叶了。"小和尚觉得这真是个好办法，于是隔天就起了个大早，就使劲地用力猛摇树，他想这样就可以将今天与明天的落叶一起清扫干净了，所以，他一整天都极为开心。

第二天，小和尚起来到院中一看，不禁又傻眼了。院子里如往日一样又是铺满了落叶。最后，寺院的主持走了过来，意味深长地对他说："傻孩子，不管你今天用多大的力气，明天的落叶还是照样会飘下来呀！"

"未来"是这样一个词，有时给人带来无尽的希望，人们想到它，就会觉得自己鼓起了勇气，充满了力量。人们常常这样鼓励自己："未来会好的，未来一切都会好。""未来"有时是人们虚幻的安慰，当人们遇到挫折、没有力量克服，自怨自艾时，都会用"未来会好的，未来一切都会好"来麻痹自己。

在不同场景下，人们赋予"未来"各种截然不同的内涵。而对那些习惯于消极思维的人来说，未来对他们而言，绝对不会有什么愉快的经历，他们会说："未来就要到了，我还没有准备好，明天怎么办？"

不论他们如何急躁，未来就像时钟，会按时到来。它所带来的烦恼也一点都不会减少。

既然如此，为什么我们要消极地去思考和预估？如果未来的烦恼是一堆必然要落满庭院的叶子，我们消极地对待它，就会令它变少吗？显然不会，还不如达观地想想："那只是一堆落叶，扫完就没事了，这就是我明天要做的事，一件多么微不足道的事啊！"

人们习惯以消极的思维方式，对尚未产生结果的事情给出消极的预判，给心灵增加无形的压力，实际上，"明天的烦恼"真的会出现吗？美国作家布莱克伍德写过一篇名为《99%的烦恼其实不会发生》的文章，解答了这个问题。

《99%的烦恼其实不会发生》，写了作者布莱克伍德在"二战"期间的一段亲身经历。

对于四十多岁的布莱克伍德朱说，因为战争的到来，众多烦恼也一并而来。他所创办的商业学校，因为男孩子都入伍作战去了，而面临严重的财务危机；他的儿子在军中服役，生死未卜；俄克拉荷马市征收土地建造机场，他的房子就位于这片土地上，而他能够得到的赔偿金却只有市价的十分之一；他的大女儿提前一年高中毕业，上大学需要一大笔费用，而这笔钱他还没有筹到。布莱克伍德正坐在办公室里为这些事烦恼，随手拿了一张便条写了下来，苦想对策，但都没有想出好的解决办法。最后，他只好将这张纸条放进了抽屉。

几个月过去了，布莱克伍德已经不记得自己写过这张便条。一年半之后的一天，他在整理资料时，无意中又发现了这张列下了摧残了他许久的烦恼事。一边看，他一边又觉得十分有趣，因为那些烦恼和担忧没有一项真正发生过。

他担心商业学校无法办下去，可政府却拨款训练退役军人，他的学校很快就招满了学生；他担心自己的儿子在战争中受伤，可最后他毫发无损地回来了；他担心土地被征收去建机场，可后来因为住房附近发现了油田，他的房子没有被征收；他发现担心长女的教育经费凑不齐，可他找到了一份兼职稽查工作，解决了这个难题。

最后，布莱克伍德得出了一个结论："其实，99%的预期烦恼是不会发生的。人们为了不会发生的事饱受煎熬，真是人生的一大悲哀！"

原来我们担心的事，只有1%会发生，另外99%，一辈子都不会见到影子，它却占用了我们大量的时间和心情。就算那1%的烦恼真的来了又如何？

车到山前必有路，一个有理想的人又怎么会被区区 1% 击败？

既然知道了消极的思维方式不会给我们带来任何好处，那么，怎么做才能摆脱习惯性的消极思维模式呢？

第一步，具象化我们的消极思维。

比如当我们总习惯性地觉得"我做不到"的时候，不妨想象出一个具体的画面：我摔倒在赛场的跑道上。这个想象要尽量具体，并且有明显的角色代入感。

第二步，具象化有针对性的积极思维。

针对上一个消极思维图像，我们可以想象我们站在领奖台上，接过金牌和奖杯，所有人都在为我们欢呼。我们的朋友们围在我们身边不敢置信地对我们喊："你太棒了！你做到了！你成功了！"这个想象的画面一样要具体和有代入感。

第三步，关联两个思维图像。

比如说我们可以想象，当我们在跑道上摔倒的时候，其他对手早已被我们甩开了很长的距离，而我们这一跤正好摔过终点线。就在我们摔倒的同时，周围开始响起巨大的掌声和欢呼声。而这掌声和欢呼声同之后的领奖画面中的声音融为一体。

一旦你把整个场景都想好了，就再快速地演练几遍。不断重复整个场景，直到你可以在两秒之内把它从头到尾想完，1 秒之内就更好了。它必须迅速闪现，比你在现实世界里看到的要快得多。

当我们熟悉和完全掌握了这种自我训练方式之后，我们仍然要不断进行练习。改变长期习惯的思维方式是一个漫长的、潜移默化的过程。通过长期的、反复地这样训练和自我暗示，我们的大脑就会逐渐接受"我可以""我能行"这个新的思维角度，并依此来替换原先消极的思维。

消极思维除了忧虑以外不会给我们带来任何东西。既然如此，就别让自己沉溺在消极的情绪里，通过自我训练改变我们的思维方式，用积极的阳光照亮我们人生的前路。

肯定自己：你就是宇宙中独一无二的那个人

从我们出生起，我们就不断被排位次：根据出生的顺序，有老大、老二、老三……上学后，根据成绩，有第一、第二、第三……工作后，根据地位，有老板、主管、员工……我们总是作为每一个位置上的一员而存在着，我们通过别人的评价和自己所处的位置来认知自己，却绝少将自己看成一个独一无二的个体，从我们心灵深处来认识自己、肯定自己。

康德说："每个人都是自己的主人。"意思是说，每个人都是可以自由地支配自己的内心，并无须别人替自己做主！一个人内在的自主权是不受任何人的影响的，一旦你要别人顺从你的价值或信念，或者顺从别人的观念，你便削弱了这些价值与信念在你生活中的力量。如果你还需要得到别人赞同才能够快乐地生活，表示你已经遗忘了自己内在的自主权。所以，要做自己的主人，就要尽量靠自己的力量来帮助自己，而无须掺杂别人的任何意念或要求。

可是很多人却放弃了成为自己心灵主宰的机会。他们因为一点小小的失误而对自己大加指责，他们怀疑和否认自己的价值，他们虽然看似可以控制自己的人生，却把自己的心灵变成了畏畏缩缩的奴隶。

一天，斯蒂芬找了一家垃圾搬运服务公司，委托他们在今后帮助自己倒垃圾。双方谈得很顺利，最后在愉快的气氛中签约。不过，该公司也提出了一个要求，那就是消费者将自己的地址记在垃圾箱上。

斯蒂芬认为，这是件很容易的事情，于是他买了一罐喷雾油漆，在一个棕色橡胶箱上，喷上了自己的名字。然后，他把垃圾箱放在自己汽车的后面，开到路的尽头，把垃圾箱放在适当的地方。

当这一切结束后，斯蒂芬开车回到了家里。正在停车时，突然发现，一些白油漆粘在了座椅的后面。斯蒂芬有些不高兴，于是努力想去掉这些油漆，但这时它已牢牢地粘上了，无论如何使劲也无法将它们擦除。

接下来的几天，斯蒂芬总会注意到这一片油漆，心里非常别扭，总抱怨当时为什么那么笨。每当这个时候，他的脑海里还会出现这样的声音："为什么你当时没有注意到这个错误，要是早点擦除的话，现在什么事情都没有。可是，因为你的不小心，你毁了汽车座位，这一切只能由你自己承担！"

这件事困扰了斯蒂芬很多天。每天，他都会将自己责备一番。后来有一天，他陪一位朋友到当地的五金商店去买一些涂料。在一个架子上他发现了一个写着"消除错误"的小罐子—— 一种可去掉油漆和其他难去除的污渍的去除剂。

这种涂料让斯蒂芬兴奋异常，于是急忙买了一罐。回到家后，他赶紧按照说明，清洗着那些困扰他的污痕。令他高兴的是，污痕立刻就不见了。

看着崭新的汽车，斯蒂芬突然意识到：其实那件事根本没有想象中的那么严重，任何罪过都是可宽恕的，任何过失都不应该总是耿耿于怀。否则，自己永远都会怪罪自己，永远不知道什么是快乐！

每个人都会出现小闪失，这一点连最伟大的人都不能例外。尽管这些小闪失会造成一定影响，然而，它并不是罪过，并不需要对自己那么刻薄。对于生活中的小失误，我们应该学着原谅自己，下回注意即可。就如莎士比亚所说："过去的就让它过去吧！"豁达些吧，不要把自己的失误一直放在心上。

　　为什么我们总会对别人表现出宽容，却不懂得仁慈地对待自己？犯错是每个人的必然，是每个人的权利。除了上帝之外，谁能无过？所以，犯了错，不代表自己就该承受如下地狱般的折磨。否则，我们只能在失落的情绪中越陷越深，将生活搅得一团糟。我们唯一能做的就是正视这种错误的存在，在错误中学习，以确保未来不会发生同样的憾事，从而继续前进。

　　还有些人总是沉浸在自怨自艾的情绪里，他们总是怀着自怜的心态，做事情犹犹豫豫、战战兢兢，却不懂得这种心态把自己逼到了人生的死角。的确，对于某些事情，我们确实值得同情，例如得了不治之症，失去了所爱的人，失去了工作，等等。但是，如果我们总是一而再，再而三地扮演受害者，那么这就非常不提倡。因为总是怀着自怜的心态，久而久之，竟将自己的困境归咎于社会、父母等其他人。怀有自怜心态的人最显著的特点是：总是谈自己碰到的问题，或一直想自己的困扰，时时想赢得别人的同情，并且逃避自己应承担的责任。"没有人比我的命更苦了"，这是自怜一族的口头禅。

　　黄文芳结婚后总与丈夫出现矛盾，因此心里很难受。很多次，她在朋友面前提及自杀的念头。当然，朋友也会百般劝慰，不过效果却总是不大。

　　有一天，黄文芳一个人逛街，突然碰到了一个朋友。朋友见她神情恍惚，一问才知道她又与丈夫吵了一架。看着朋友，黄文芳说："生活真没意思，人干吗要活着?"

朋友原以为黄文芳还会抱怨一番,谁知,她却说:"再见了!"

看着她步履蹒跚的背影,朋友意识到:要出大事了!于是,他急忙追了上去:"你是打算自杀吧?如你真想自杀的话,我完全理解你。"

黄文芳看着他没有说话。朋友继续说:"不过,我有一个请求,相信你会答应。"

黄文芳停下了脚步,说:"什么请求?你说吧。"

"我希望你能答应你给我,可以一个月以后再自杀。"

黄文芳一愣,说:"怎么那么久?你以为这样就能打消我自杀的念头?这是没用的!"

"不,"朋友摇了摇头,说,"这一个月我要替你准备身后事。你既然想死,如果能留点财富给孩子,不是很好吗?我现在就给你找买家,也算是你为孩子做点事情。"

黄文芳不解地问:"'买家'?我没有什么要卖啊!"

"怎么会没有?"朋友说,"你的眼角、皮肤、心脏,全都可以卖给有需要的人!这些对他们来说,都是无价之宝!这些东西卖掉后,钱可以留给孩子,这样你也放心了。"

朋友的话,让黄文芳一愣。她思索了许久,终于意识到:"我有这么宝贵的身体,为何不好好珍惜呢?"接着,她向朋友鞠了个躬,说:"真对不起。这个对不起也是对我自己说的。我这才明白,过去的行为不仅伤害的是你们,更是我自己!"

过分自怨自艾,这就是对自己最大的伤害,对自己最大的不尊重。所以,我们必须学会向自己道歉，并且摆脱自怜。有不少人也许是因为家庭条件的缘故，也许是因为工作岗位的缘故，再或者是因为从小所接受的教育，总会在某个时刻贬低自己，尤其是看到那些光鲜亮丽的人，总觉得自己如丑小鸭一般，绝不可能有成功的机会。

看轻自己的人，无论对待什么事情都没有自信。最终导致他们失败的，并不是他们不够出色，而恰恰就是缺乏这一点自信；如果能克服这种自卑心理，勇敢地豪迈行事，那么成功也许就不远了。

人生也是这样一场演出，有的人占据显赫的位置，有的人保持高频的出镜率，有的人只是一个默默无闻的小角色，无人关注，但是，只要足够用心，尽量做到最好，就已经足够完美。

谁是主角，谁又是配角？在别人的戏里，任何人都是配角，只有在自己的戏里，才能当主角。真正的自尊不依靠外在声名，靠的是简单质朴的力量，当你明确地为自己找到位置，知道自己应该做什么、能够做什么，并且努力地做好这件事时，你的自尊将撑起你自己，让所有人都知道，在人生这个剧本里，你是无可取代的主角，在这个宇宙中，你就是独一无二的个体！

压力不是敌人，把压力化为动力

俗话说："井无压力不喷油。"每个人的生活中都有压力，这些压力来自于各个方面：工作上的、学业上的、感情上的……然而，为什么有的人能够在压力之下活得轻松自在，有的人却每天都是愁眉苦脸呢？难道那些活得轻松的人有什么异于常人的智慧？

其实，这样的人如你我一样，都是普普通通的老百姓。如果你问这些活得轻松的人有什么秘诀，那么他一定会这样回答你："很简单，你把压力变成动力不就好了吗？"可是，你依旧摸不到头脑，压力怎么可能变成动力？它们不是一对"敌人"吗？

其实，这个问题看似复杂，实际上却很简单，只要做到"放松心态"即可。如果你能反省自己过去的种种做法，学会放松心态，那么你就会发现，原来压力并没有想象的那么恐怖，反而，它还会成为一种激励，让你鼓起勇气奋力前行。

美国独立企业联盟主席杰克·法里斯，他从 13 岁开始就在一家私人加油站工作。法里斯刚开始想学修车，但是店老板只让他在前台接待顾客，打打杂。

老板是个极为苛刻的人，每次都不让小法里斯闲着。每当有汽车开进来时，都会让他去检查汽车的油量、蓄电池、传动带和水箱等。随后，老板又会让他去帮助顾客去擦车身、挡风玻璃上的污渍。有一段时间，每周都有一位老太太开着她的车来清洗和打蜡。这个车的车内踏板凹得很深，很难打扫，而且这位老太太极难说话。每次当法里斯给她把车清洗好后，她都要再仔细检查一遍，让法里斯重新打扫，直到清除掉车上每一缕棉绒和灰尘，她才会满意。

终于有一次，小法里斯忍无可忍，不愿意再侍候她了。店老板却在一旁厉声斥责他说："你不愿干就赶快滚，这个月领不到任何报酬，你自己看着办吧！"小法里斯心中很是痛苦，回家后就将事情告诉了父亲，父亲却笑着告诉他："好孩子，你要记住，这是你的工作责任，不管顾客与老板说什么，你都要尽力做好你的工作，这会成为你的一笔人生财富。"

在以后的日子中，小法里斯谨记父亲的话，不管老板与顾客再刁难他，他都会以微笑视之，并努力将事情做好。几年后，法里斯就凭借自己的各种基本洗车技术以及其在顾客中的良好表现，开起了自己的店面，并最终取得了成功。

有时候，痛苦有这样一个特性——它能够直接转化为前进的动力，这就是常言说的 "化悲愤为力量"。对待痛苦就该像小法里斯一样，越是被折磨，越是迎头赶上。被教训，那是吃一堑长一智；被讽刺，那么我早晚要证明自己；被挤压，我同样学到了经验得到了财富——没有压力就没有动力。

有关科学家曾经分析：当人处在极大的压力下时，人体的肾脏就会分泌肾上腺素，这种激素可以激发人的潜能，让我们做到很多平日无法做出的事，从这个意义上来说，我们还要感谢压力，因为有了压力，我们才有了更大的动力，才能取得更多的成绩。

此外，机会和压力总是同时到来，越好的机会也预示着越多的压力，想要把握住机会就要顶住压力，换一个角度，当遇到重重压力，又何尝不是遇到了改变生活的良机？如果只是盯着痛苦的方面，压力只会变重，动力无法产生。与其如此，不如以不断的行动来证明自己。

面对压力，生活中有的人就会表现得极端痛苦。可愈发抱怨，你就愈加悲观沮丧，不及时总结并加以开拓，反而会更加沦落下去。在这种人的眼里，压力是阻力，是一种负担和包袱。因此，得不到快乐也就理所当然了。

那么，怎么做才能做到放松心态，将压力转换为动力呢？

1.更新观念

压力其实并不是我们的仇人，有时候它也是我们的恩人。因为人是有逆反心理的，这种逆反的心理在人体内可以产生反抗的力量，进而促使人激发出无限潜能。如果你能带着这样的观念去正视压力，那么，压力也就会成为你的动力，就能激发出自己的工作积极性。

要知道，一个真正勇敢的人是会将压力看成是练就自身意志的机会的，时间越紧迫，越发能够激发自身的潜能，练就自己的意志、品格、力量与决心，这可以使自己成为所有人中最为卓越的人。

2.正视压力，承认压力的存在

有些人或是出于对压力的恐惧和排斥，或是出于自负的心理，不愿意承认压力的存在，更不愿意直面压力。当可能产生压力的事情发生时，他们往往采取消极回避的态度，殊不知，这样的态度只会加大他们心中的恐惧，使得压力不断加大。而只有正视压力，坦然承认压力的存在，才是处理和应对压力的第一步。

3.积极采取行动

对于压力，很多人自觉不自觉地会以拖延、回避的方式来面对它，而不愿意立即行动起来。事实上，压力的产生往往伴着对于"无法按期完成"的恐惧，而拖延和回避只会使得任务完成期被不断缩短，而压力也会随之加大。只有在一接到任务的时候就立即采取积极的行动，才可能将压力保持在可控的范畴，并且以压力为动力来保持自己积极的行动。

4.细化任务，树立自信

对于我们没有信心完成的庞大任务，将其分化为具体的一个个小任务。每完成一个小任务，就对自己进行奖励。这种奖励可以是给自己一些休息时间、犒劳自己一顿美食，或是对自己进行表扬。在这样的过程中，我们不断获得自信，而原本压力巨大的任务也就在这个逐步完成的过程中成了我们自信心和成就感的来源。

5.重新研究你的工作周期

时间紧迫，压力大，面对众多的工作任务，你可以根据你的工作周期来安排你的工作，将那些重要的、难度较大的工作安排在你最有精力的时候去完成，以保证较高的效率。

6.正确评价自己

想要将压力变为动力，还需要对自己有一个正确客观的评价，努力缩小"理想我"与"现实我"之间的差距。在实现自身目标的过程中，既不好高骛远，又不妄自菲薄，脚踏实地，一步一个脚印地做起，有助于早日取得成功。

7.去充电，提高自己

在激烈的竞争中，因为害怕失败才会背负上精神压力。如果根据实际情况多给自己充充电，不时地提高自己，就会增加竞争成功的概率，压力也自然消失了。再者，通过充电还可以增强自信心。有了自信，工作的热情也就自然提高了。

其实，人都是有潜能的，只是在平常的情况下发挥不出来而已。如果你能利用工作中的时间压力将自己的潜能激发出来，那么，压力就会成为你工作中的动力。所以，当我们在生活或工作，因为压力而产生焦虑或痛苦的情绪时，一定要及时地更新观念，不要将压力仅仅看成是我们的仇人，将之看成是激发我们个人潜能的"恩人"，那么，压力就会迅速转化为你挑战自我的动力，最终让你以更为积极的心态去应对工作，最终做出惊人的壮举。

要知道，一个真正勇敢的人是会将压力看成是练就自身意志的机会的，生活给我们的压力越大，就越能够激发出自身的潜能，练就自己的意志、品格、力量与决心，最终成为一个更为卓越的人。

换个角度，绝境也会柳暗花明

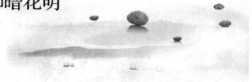

一位哲学家说："在人生绝望的那一刻，往往是新的希望开始的时候。一切危机的尽头，往往是转机，山穷水尽的地方，往往会柳暗花明。"也就是说，这个世界上从来没有真正的绝境，有的只是绝望的思维。只要心灵不干涸，就能摆脱迷惘，看到光明的希望。

人生是一条荆棘密布的小路，到处都可能隐藏着陷阱，我们不知道何时何地会遭遇怎样的挫折。不过，有挫折并不可怕，关键看你如何面对。如果总是一味地抱怨，非但于事无补，反倒会失去冷静、平和的心态，只能在羡慕他人的成就中虚度自己的一生。人生的旅途上总是欢乐与悲伤并存，顺利与挫折交错，顺心和失意重叠。在前进的道路上，常常是先有"山重水复疑无路"的逆境，然而换个角度，也许就迎来了"柳暗花明又一村"的坦途。

比如在职场中，常常有人抱怨："公司没有给我提供一个好的发展平台，我个人的能力得不到体现……"那么，一个人的能力到底该如何体现，在什么时候最能够体现呢？

想要得到领导的赏识，得到公司的重用，并不是以自身的能力多强来取得他人的信任，而是要以实际的行动和结果来证明。对于领导而言，他将一个职位交予某一个人，是希望他妥善及时地解决工作中出现的问题，尤其是危机问题。如果你具备了这样的能力，并能够在实际工作中展示出这一面，那么领导有什么理由不重用你呢？

美国钢铁大王安德鲁·卡内基年轻的时候，曾在一家铁路公司做电报员。

有一天，卡内基在值班时突然接到了一封紧急电报。电报上的内容显示，有一列装满货物的火车在附近的铁路上出了轨道，要求上司通知所有要通过这条铁路的火车改变路线，或是暂停运行，以免发生撞车事故。

可是，那天是周末，卡内基一连打了好几个电话也没能联系到主管。眼看时间一分一秒地过去了，且一列火车正在驶向出事地点。这时候，卡内基果断地作出了一个决定：冒充上司给所有要经过这里的列车司机发出命令，让他们立即改变轨道。依照当时铁路公司的规定，如果电报员擅自冒用上级名义发报，肯定会被开除。卡内基当然也知道后果，但是他还是那么做了。他在发完命令之后，立即写了一封辞职信，放到了上司的办公桌上。

第二天，卡内基没有去上班，但他却接到了上司的电话。

走进上司的办公室后，那位平日里以严厉著称的上司当着他的面，狠狠地撕碎了那封辞职信，并微笑着对他说："因为我调到公司的其他部门工作，我们已经决定让你来担任这里的负责人，因为你在正确的时机作出了一个正确的选择！"

在领导看来，一名真正合格称职的员工，最关键的素质是解决问题的能力，特别是在紧要关头。一家知名跨国集团的总裁曾经说过："通向最高管理层的最迅捷的途径，是主动承担别人都不愿意接手的工作，并在其中展示你出众的创造力和解决问题的能力。"面对两车即将相撞，却没能找到领导进行汇报的险情，卡内基大胆冒险，独辟蹊径，冒充上司下决定，避免了一场灾难。卡内基的聪明之处，就在于没有死等领导，而是换了种方法，结果迎来了自己人生的转折。

换种方法，换个角度，人生也许就会完全不同。

生命像是一个不断超载的过程，明明承担了很多，每走一段，都要加上更多的东西，一不小心，前面到了悬崖峭壁，告示牌宣布：此路不通。

随着年龄的增长，我们发现困难会越来越多，痛苦也越来越多，究其原因，在于我们的世界变大了，我们有能力做到的事变多了，我们想要获得的成功也更多了，但是，我们不能每时每刻都保持最佳状态，也不能把所有事情处理得恰到好处。当挫折矛盾出现时，更多的痛苦也随之而来，有时候，各种事物交织在一起，痛苦几倍地扩大。

人都是被环境锻炼出来的，越是艰苦的环境，越能打磨一个人的能力。在压力面前，你需要的是勇气；在怀疑面前，你需要的是行动；在痛苦面前，你需要的是自信。

前文说过，人的潜力是无限的，一次次痛苦，正是给了人们一次次提升自我的空间。一件事你没有去做，永远不要说"做不到"，要相信磨难不会无缘无故降临到你面前，天将降大任于斯人，必然先要设置各种磨难。我们完全可以这样激励自己："这是上天给我的考验，战胜它，我就能得到成功。"

更何况，就算真的失败，真的无法越过障碍，也不必太慌张，有一句俗语说"天无绝人之路"，说的就是痛苦背后都有出路，不信看看下面的故事。

在智利的北部有一个叫邱恩官果的小村子，这里西临太平洋，北靠塔卡拉玛干沙漠。由于本地特殊的地理环境，使太平洋冷湿气流与沙漠上的高温气流终年交融，形成了多雾的气候。但是浓雾却丝毫滋润不了这片干涸的土地，因为白天极为强烈的日光能将浓雾蒸发。

一直以来，这处长久被干旱征服的土地上，看不到一丝绿色，人们几乎也看不到一丝生机。几年后，加拿大一位名叫罗伯特的生物学家在进行环球考察的过程中，意外地发现了这片荒凉的土地。

看到如此干涸的土地，他很是好奇，就在当地住了下来。不久后，他就发现了一种十分奇异的现象：这里除了蜘蛛几乎看不到任何其他的生物。这里处处蛛网密布，蜘蛛四处繁衍，它们生活得极好。这位生物学家顿时对这里的蜘蛛产生了好奇。为什么只有蜘蛛才能在如此干旱的环境中生存下来呢？后来，罗伯特就借助电子显微镜，他发现这里的蛛丝具有很强的亲水性，很容易吸收雾气中的水分，这里的雾水就是这些蜘蛛在这里生生不息的源泉。

后来，在智利政府的支持下，罗伯特就根据蛛丝的吸水性原理，研制出一种人造纤维网，选择当地雾气最为浓厚的地段排成网阵。就这样，穿行其间的雾气被反复地拦截，最终形成大量的水滴。这些水滴滴到网下的流槽里，经过过滤、净化，就成了可供生物成活的新的水源。

如今，罗伯特的人造蜘蛛网平均每天可截水达到一万多升，如果是在浓雾天气，每天可以截水十多万升，不仅满足了当地居民的生活之需求，而且还可以灌溉土地，让这片昔日满目荒凉、尘土飞扬的荒漠中长出了鲜花与青绿的蔬菜。

这个世界上本没有真正的绝境，再荒凉的土地也会变成生机勃勃的绿洲。所以，我们在遇到困境时，一定不要让心灵干涸，不要让心中的梦想熄灭。要知道，人在失意的时候，体内沉睡的潜能最容易被激发出来。只要你换个角度看世态，要将绝望看作是下一次希望的开始，机会就在你失意的拐角处等着你！

所以，当你觉得一切都"过不去"的时候，闭上抱怨的嘴，咬咬牙坚定地告诉自己"这没什么大不了"，那么一切就真的没什么大不了，所有的阴霾都会成为过去，展现在你眼前的就是一片蔚蓝的天！

积极社交，用真情来温暖我们的心

　　社交，指社会上人与人的交际往来，是人们运用一定的工具传递信息、交流思想，以达到某种目的的社会活动。医学研究发现，社会交往不仅对个人的社会化和个性的发展起着至关重要的作用，而且对每个人的生理和心理健康、生命的延续，同样起着至关重要的作用。交往被认为是现代社会每个人不可或缺的维生素。

　　俗话说："心病还需心药医。"这里所说的"心药"就是我们今天所说的心理疗法。心理疗法的内容丰富，种类繁多，人际交往就是其中的一种有效方法。对于自闭症患者或者有自闭心理倾向的人来说，加强人际交往对于维护他们的心理健康、消除心理障碍有着重要的意义。

　　研究表明，精神受过重大创伤的人，如果性格开朗，善于与人交往，能较快从精神创伤的深渊中走出来；而那些不善于交往、形单影只的人，整天闷闷不乐，在精神创伤的深渊中越陷越深。人的不良情绪仅靠自己调节是不够的，还需要他人的疏导。人的心理处于压抑状态时，应有节制地发泄，把内心的苦恼向父母、老师或朋友倾吐。有的人害怕内心活动说出来对自己不利，因而对谁都不愿吐露，将自己关在狭隘的感情圈子里冥思苦想，这是有害健康的。在很多情况下，一个人对问题的认识往往是有限的，甚至是模糊的，旁人点拨几句，会使其茅塞顿开。

20世纪四五十年代，美国心理学家做过这样一个实验，验证了核心品质在印象形成中的作用。在实验中，他把大学生分成两组，每个人都拿到一张描写一个人的词表。第一组拿到都是词表上的词是聪明、灵巧、勤奋、热情、果断、注重实际和谨慎；第二组的词表上的词除了把"热情"改成冷淡之外，其他于第一组完全一样。然后，心理学家让两组大学生分别谈谈对这个人的印象。结果两组大学生对这个人的印象很不相同。第一组大学生中绝大多数人都认为此人慷慨、大方、幸福、人道，有70%的人认为他风趣；而第二组大学生中只有10%认为这个人是宽宏大量、善解人意或是风趣的，大多数人都认为他斤斤计较、无同情心、势利。

之后，心理学家又重新找到两组大学生进行下一轮实验。这次他们更改了一组词汇，将"热情"和"冷淡"分别换成了"礼貌"和"粗鲁"，这次两组大学生对这个人的印象则没有明显的差别。由此，心理学家断定"热情"和"冷淡"是影响人们印象形成的核心品质。

上述实验同时还说明，在印象形成的过程中，消极信息的作用往往大于积极信息的作用。与积极的评价相比，人们更相信消极评价。不管对一个人的品质认识如何，只要发现此人有一个极端消极的品质，人们就会对他全盘否定。如果将这个实验挪用到人际交往的过程中的话，那么对交往的悲观心理的形容就显而易见了。

维系良好的人际关系的确需要付出很多心力，比如：花时间耐心倾听对方的苦恼，这样一来反而而失去了独自思考的时间；为了让彼此更加了解，相处得更好，你还得耐心地去解决人与人之间的纠纷问题，因而让自己心中不满；还会为了对方的苦恼，忍受许多不合理的要求，最后让自己受尽委屈吃够苦……当这些不快一点一点累积出现时，随之而来的就是压力、苦闷、烦躁，接着便是对社交的畏惧和不安。

难道社会交往真的只会成为我们压力和恐惧的来源吗？难道真的没有办法将社会交往与压力很好地统一起来吗？当然不是，只要学会调节心理状态，社交不但不会成为你的负担，还会成为你有力的减压器。

1.性格决定一切

性格特质展现出来的，不只是外向或者内向，还包括你是否喜欢应付危机状况，是否重视环境的规律性，你觉得自己对情绪的敏感度如何，你是否习惯劝人家看开一点……这些行为或思想都代表着你的性格特质。不同的性格特质组合出来的个性，就会有不同的方式经营人际关系，所以了解自己的性格是很重要的第一步。

2.要学会拒绝

很多时候，我们之所以觉得社会交往很累，是因为我们不懂得在应该拒绝的时候拒绝。我们从小就被教育要懂礼貌、要慈悲，于是在交往的过程中，我们会对朋友两肋插刀，可谓有求必应。这种无私的奉献精神让我们无法对别人说"不"，甚至无法拒绝别人渴望的眼神。责任和期望一点一点加在肩膀上，压迫到失去了原本的自我，失去了自己的原则，既得不到良好的人际关系，又让自己疲惫不堪。

因此，心理学家建议，要想拥有一个良好的人际关系，对于自己不愿意接受的要求要做到合理拒绝。当然，拒绝别人是需要一定技巧的，对于别人善意但自己却不愿接受的请求，首先应真诚地感谢和肯定对方，然后作出委婉的拒绝。这个时候，不妨找个托词，对方更容易接受。

我们没有办法满足所有人的所有需求，如果不懂得这个道理，不懂得爱惜自己的话，又怎么能更好地爱护别人呢？因此，要想维护良好的人际关系，就要爱护自己，懂得拒绝。

3.把握好独处和社交的平衡

人虽然具有群居性，但也是需要独立思考的。独处时，人能够独自整理自己、反思自己，用更多的时间看书、学习，或做一些与兴趣有关的事，有助于自身的完善。而完全独处、与世隔绝，或只是通过虚幻的网络与人沟通，往往会减弱与人进行真实交往的能力，而且从别人那里学习、汲取信息的机会也会减少。

可见，人既有独处的需要，又有社交的需要，那么怎样将两者平衡起来，就显得十分重要了。因此，在日常工作和生活中，我们既要学会给自己创造一些独处的时间，来面对和解决问题或休息；同时，也要抽出时间来，和朋友一起交流和娱乐，在自己和环境之间取得一个好的平衡。这样，社交才能为你减压服务。

交朋友并没有我们想象的那么难，其实只要自信一点、乐观一点、勇敢一点，就能轻松潇洒地与人进行交往，就能赢得别人温暖我们心灵的真情。

不管何时何地，人生都可以从头再来

"看成败，人生豪迈，不过是从头再来。"这句充满激情和昂扬斗志的歌词曾鼓舞了多少困境中人。

从头再来，说起来雄壮豪迈，但是真的要做，却并不容易。

天上不会掉馅饼。我们如今所拥有的一切，都是通过我们过去的努力和付出一点点收获、一点点积攒起来的。我们对自己的价值认可、对于未来的计划、对于生活的安全感常常和我们拥有的这些紧密地联系在一起，一旦发生变故，那么我们几十年来建立起的一切都可能随之土崩瓦解。

一个原本健康的人失去健康，一个圆满的家庭突遭变故，一份好不容易建立起来的事业面临破产，一个为之努力了几十年的梦想最终还是无法实现……对于这样的打击，要我们立刻打起精神来重整山河谈何容易？面对突然而至的改变和不幸，大部分人都觉得万念俱灰，再难鼓起勇气从头开始。

曾经，互联网上流传着这样一封信，它是英国的凯恩斯写给朋友的，在信中他这样说：

"很小的时候，我就一直渴望考入剑桥大学。为了这个理想，我倾注了自己全部的心血，我所付出的巨大努力使我坚信，日后剑桥一定有我的一席之地，根本不可能发生意外。可是，这只是我的想象而已。后来，我得知自己根本没有被剑桥录取，这个消息让我觉得整个世界都粉碎了，我觉得再没有什么理由支撑着我活下去。我开始忽视我的朋友、我的前程，我抛弃了一切，既冷淡又怨恨。我决定远离家乡，把自己永远藏在眼泪和悔恨中。

"当我清理自己物品的时候，我突然看到一封早已被遗忘的信——一封已故的父亲给我的信。他在信中写了这样一段话：'不论在哪里，不论境况如何，都要永远笑对生活，要像一个男子汉，承受一切可能的失败和打击，并且最重要的是：随时准备好重新开始。'我把这段话看了一遍又一遍，觉得父亲就在我的身边，正在和我交谈。他仿佛在对我说：'坚持，不管发生什么事，向它们淡淡地一笑，继续活下去。'现在，我每天的生活都充满了快乐，虽然没有进入剑桥，虽然又遭遇了几次失败，但我终于知道，笑对失败,重新开始就是对失败最大的报复，一味地哭泣只能让失败愈加嚣张。今天，这种积极的心态已经给我带来了巨大的成功。"

有句话说"不要为打翻的牛奶哭泣"，其实它和凯恩斯要告诉我们的道理一样：当你遭遇了失败和的时候，若是一直哭泣，一直沉浸在自责和痛苦中，那只会让自己更加悲伤，甚至丧失斗志。而那杯已经打翻的牛奶，也永远不可能再重新回到杯子里。面对生命中的一些失败和打击，我们不要抱怨客观因素，要学会从中得到刻骨铭心的教训，然后忘记失败，重新开始。要做到这一点并不难，只要你具备足够的勇气。因为失败和挫折就如同屋子里的尘埃，只要你轻轻一掸，就可以拥有一个清静亮丽的开始。

日本作家中岛薰曾经这样说："认为自己做不到一件事情，只是我们的一种错觉，在开始做某事前，我们往往首先去考虑能否做到，接着就开始怀疑自己，最终只会让自己背上沉重的思想包袱，真正行动起来也会步履维艰。"要知道，一个人只要还能思考，心中还充满了梦想，就随时可以重新开始自己的人生。

人生的各个阶段都充满了机遇，随时可以开始重新开始，不受年龄的限制，更没有性别之分，只要你有决心与信心，即便到了自己年迈的时候也能够实现。

在生活中，我们一定见过那些走在崎岖路上的人们，因为内心有太多的"不敢"，在人生的起点上徘徊不已，在"会"与"不舍"的泥潭中越陷越深，或许你本身也有过这样的煎熬。然而，为什么明明知道自己已经走错了，还不愿回头呢？明明体会到自己在错误的深渊中痛苦之极，却仍然不愿意逃离出来呢？大多数是因为我们害怕有太多的惨不忍睹的失败。

谁都害怕变故，害怕不得不重新开始，谁也不想放弃前面已经付出过的所有努力。其实，面对这样的情况，我们都应该明白如何选择，只是内心充满着不舍，但是只要你转换个角度想一想，明知这条路不适合自己，再走下去的结果也必定只是枉然，何不勇于舍弃从前，重新开始一段新的旅程呢？

人生没有死胡同，只要我们肯给自己一个继续上路的机会，我们终将能闯出一片崭新的天地！